U0069327

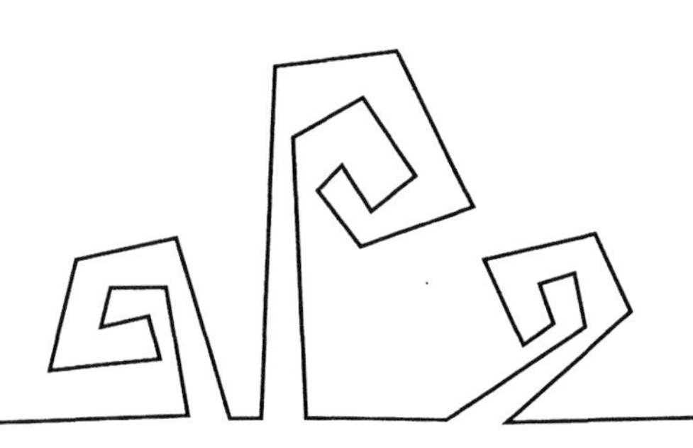

妳可以更健康

——正確治療婦女疾病

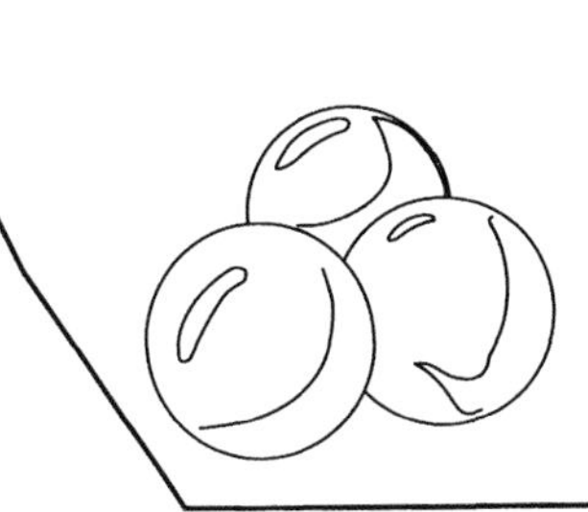

李奇龍◎著

序

許多女人對自己身爲女人感到相當驕傲，也充分享受身爲女人的特權與快樂，但是也有許多的婦女常常感嘆當女人眞是一件麻煩的事，從月經來潮的那一天起就必須面對子宮、陰道、生產等大小事，常常會覺得爲什麼不是兩性平等都會遇到的呢？這些器官與生殖功能雖然爲婦女帶來人生的喜悅，但是併隨而來的問題也常常讓讓許多女性需要奮鬥努力一輩子才可以平順。既然身爲女人，您就沒有辦法不面對自己，既然要面對自己，就應該想個好方法，多認識、瞭解自己，讓自己能每天每夜做個快樂的女人！

在一般門診或是演講的時候，常常遇到相當多的婦女朋友感嘆若能及早治療或知道自己的婦女疾病，就可以少辛苦過這一段灰暗的日子，換句話說，女人對於自己身體的

狀況以及相關的醫療資訊，很多人並不是那麼容易的獲得，坊間許多翻譯的醫學書籍雖然看起來似乎相當有用，但是總是讓婦女朋友看得滿頭霧水，甚至將翻譯的字句說給醫生聽，醫生也聽不懂到底在說什麼，因此，我覺得除了我已著作的許多專門的書籍之外，應該再編寫一本讓婦女朋友當作參考、珍藏的婦女書刊，希望藉由這一本書的發行，能夠讓更多的婦女朋友更瞭解自己。

在門診也常常會發現有很多的病患在逛了好幾家醫院後，依舊茫然不知道自己是什麼問題？是否需要做治療？是不是得了不治的疾病？每天在充滿焦慮、不安、不確定感下，一再到醫院「血拼」，一再的要求確定病因，做最好的治療，這是因爲醫學資訊沒有廣泛傳播的關係。假如能夠將門診實用的詞彙讓閱讀的人瞭解，就可以避免許多無謂逛醫院或是放任焦慮不安中的婦女自生自滅，讓她們可以得到一個眞正的幫助。近幾十年來，醫學的發達使以往認爲不大可能的事情都一一實現，醫學的進步在這幾十年來更是一日千里，以往認爲理所當然的治療方式在今日看來已經成爲過去、荒謬、不正確的治療方式，但是有很多過去的書籍仍然充斥在市面上，也有許多報章雜誌片斷性，不負責任的醫學報導，讓許多的患者朋友無所適從。因此我希望利用這本書的出現可以讓更多人瞭解婦女的疾病，可以讓大家能夠不需浪費時間在自怨自艾、自我衝擊當中，也打破了婦女朋友疼痛以及不安的惡性循環。我認為這本書對於很多人應該有相當大的幫助。

再此，感謝我父母的栽培，父親四十年來時時提醒我們能為教育多做一些貢獻，近年來在不斷的演講中，我能夠體會到民眾的需要，除了給予病人最好、最有尊嚴的治療外，進而著手寫相關的衛教書籍以報答父母栽培及期待，也謝謝妻子琇玲的體諒與兩位愛女的支持，讓我完成理想中「妳可以更健康」的婦科書，最後也感謝研究助理怡靜的幫忙整理以及黃惠鈴小姐的幫忙歸類，希望這本書的出版能讓婦女更瞭解自己，在平時能做為保健的參考，一旦有疾病的時候也可以作為求醫的參考，讓妳感覺到當女人眞好！

李奇龍

目錄

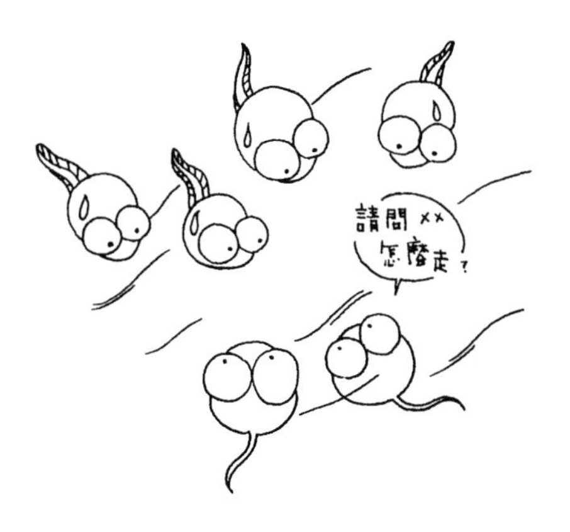

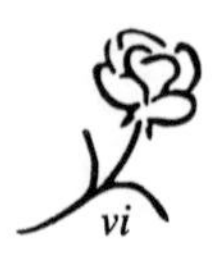

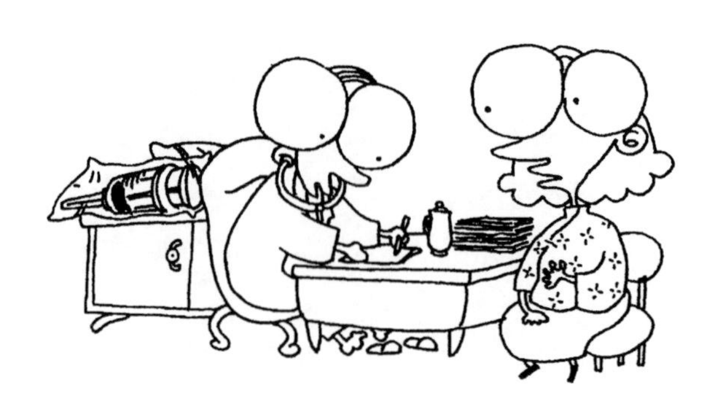

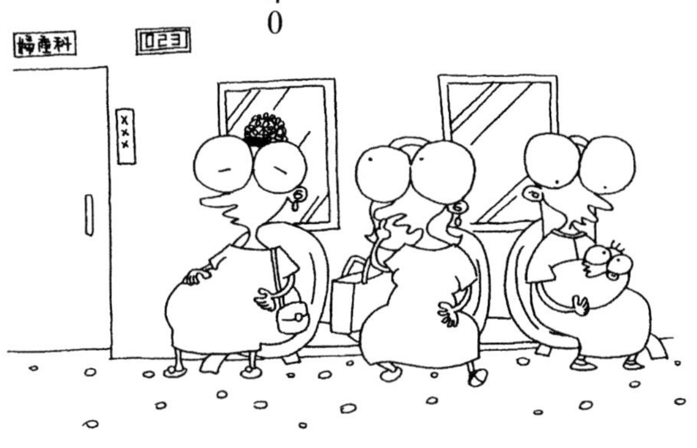
婦產科
023

生育篇 219

癌症篇 280

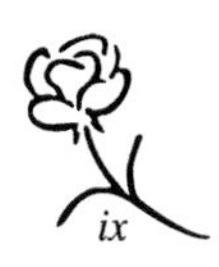

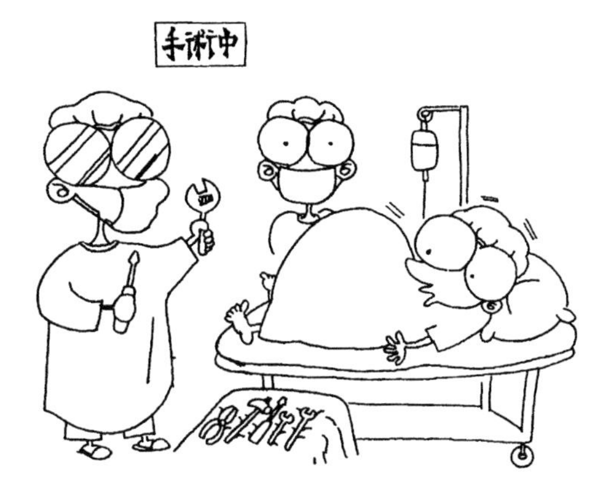
手術中

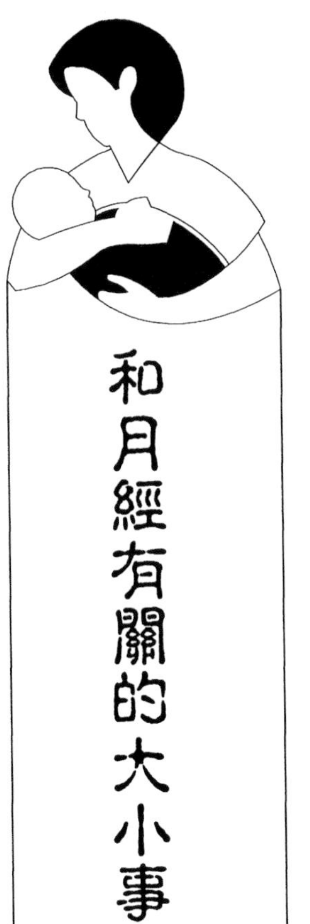

和月經有關的大小事

只要是身為女人，妳就無法不面對「月經」。

既然每個月都要見上一面，

不如——

想個好法子，多認識、多瞭解，

握手言好，讓自己每天每月做個快樂的女人。

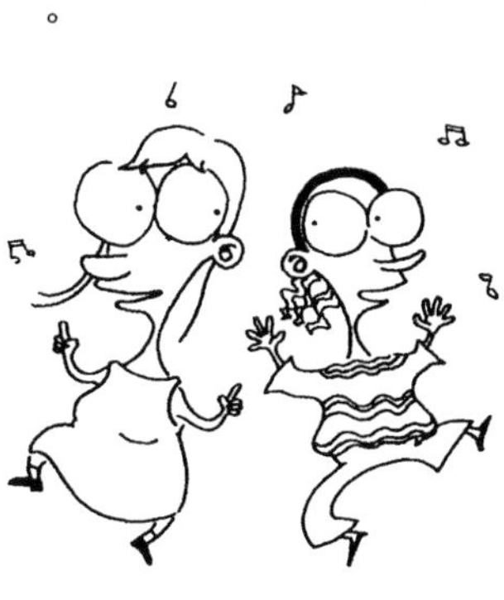

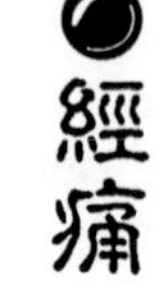

傳說古代美女經常眉頭深鎖，一付愁苦的樣子，害得皇帝心情七上八下，不知如何才能博得美女一笑，因此有烽火台的建立，調動大批的人馬博得美女一笑的史記；也有挖比干的心，以洩美女的怨恨之記載。根據探討，歷史上的這些美女有可能是因爲經痛而愁眉不展，可見婦女的經痛不是現在才出現，其發生的歷史可能與人類的歷史一樣。據統計，生殖年齡的婦女大約有七至八成在生理期會有不同程度疼痛的現象，其中有10％會因爲劇烈的疼痛而沒有辦法正常工作，必須請假臥床休息。

＊經痛的分級

我們將月經來潮的疼痛分成五個等級：

1.好自在型：月經來潮時無感覺，輕鬆又自在。

2.順其自然型：下腹部有些脹痛，但不需要靠藥物。

3.普拿疼型：月經來潮時，需要一些輕微的止痛藥以減輕疼痛。

4.藥罐子型：要用強烈的止痛藥，才有辦法克服生理疼痛。

5.痛不欲生型：最強的止痛藥物也無法克服這種生理痛。

在這些等級中，3.、4.、5.型的經痛婦女就需要找醫師做檢查。

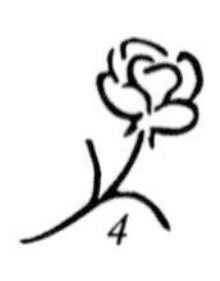

*原發性與次發性痛經

何謂原發性痛經？簡單地說，就是醫師也找不到病因的經痛，一般來講，原發性痛經是因爲子宮本身因素所造成的，也就是由於子宮內膜或子宮肌層的前列腺素分泌過度，引起子宮肌肉產生痙攣性的收縮所導致的生理疼痛。何謂次發性痛經？這是指骨盆腔的病灶所引起的月經疼痛，一般以子宮內膜異位症、子宮肌瘤、子宮肌腺瘤或是卵巢腫瘤所造成的因素最多，所以只要可以找到原因的，我們均稱爲次發性的痛經。

*子宮為什麼會過度收縮？——原發性痛經

子宮因爲是一個中空的肌肉層，由肌肉組成受到刺激就會有收縮的反應，在生產時就是因爲子宮的收縮才有辦法將孩子生娩出體外，通常在經期時，子宮受到前列腺素的影響會有收縮的能力，其收縮的能力可以到達一百毫米水銀柱，而且二至四分鐘就有一

次收縮，收縮的結果就好像睡夢中小腿突然抽筋一樣，造成痙攣性的收縮，形成肌肉缺氧。因此痙攣性收縮造成經期期間的疼痛，也造成經期後幾天的疼痛，這就是原發性痛經的原因。至於次發性的原因，包括有子宮內膜異位症、子宮肌瘤、子宮肌腺瘤或是卵巢腫瘤，都是需要根本治療才能改善，否則頭痛醫頭，腳痛醫腳，使原來的病灶更加嚴重，因此做症狀的治療是不行的。

*經痛可以吃止痛藥嗎？

有許多受經痛之苦的婦女，認為不應隨便服藥，因為怕吃太多藥物成癮，除非忍無可忍，否則不敢輕易服用藥物或是在疼痛稍微舒緩就急忙停止服用止痛藥，其實這些觀念是不對的。若是次發性痛經，我們會擔憂因為服用止痛藥而掩蓋了次發性痛經眞正病灶的嚴重性，所以囑咐在服用藥物時要謹慎，但是對於原發性痛經的婦女，我們就不需要有這個禁忌，例如爬山運動時，會因為平時較少運動而造成腿部抽筋無法繼續行走的現象，這時，我們幫他抄捷徑或扶他一把，讓他減輕辛勞，一樣可以到達目的地，不一

定要他忍受痛苦而無助地走下去。一樣的道理，對於原發性痛經的婦女，我們可以利用藥物來抑制前列腺素的分泌，減少前列腺素的分泌，就可以降低子宮痙攣性收縮，也可以減少因子宮缺氧所造成的疼痛，有如在登山時抄捷徑直接到達目的地一樣，因此對於原發性痛經的婦女，我們並不建議利用忍耐的方式度過生理期。

*嚴重經痛怎麼辦？

比較輕微的經痛我們可以藉由簡單的運動，減少骨盆腔充血，減少疼痛，或是局部熱敷、簡單的運動散步，防止下腹部的不適，也可以服用微量的止痛藥，有效的免除症狀。中度經痛的人除了適當的運動之外，可以在月經來潮開始服用止痛藥，減少前列腺素的分泌及不適。對於嚴重經痛的人，可以利用排卵的抑制或前列腺素的合成抑制來達到目的，抑制排卵最簡單的方法就是使用避孕藥，這種方法對於想要避孕的人可以說是一舉兩得，但是對於不適合服用避孕藥的女性，則可以使用前列腺素的抑制劑，這些藥物對於嚴重的經痛都有相當的效果。

＊長痛不如短痛

對於嚴重經痛的人可以藉由外科的治療，快刀斬亂麻，以達改善經痛的現象，由於傳導經痛的神經宛如電線一樣，所以利用腹腔鏡做骶骨神經截斷手術，可以有效阻斷神經的傳導，這樣疼痛就不會產生。

＊做個快樂的女人

有許多婦女到了生理期就覺得相當的不便，其實身爲女人，假如能夠充分瞭解身體荷爾蒙的運轉及造成疼痛的原因，大概就可以用比較簡單舒服的方式去對付經痛，讓自己變得輕鬆自在，成爲一位充滿自信的快樂女人。

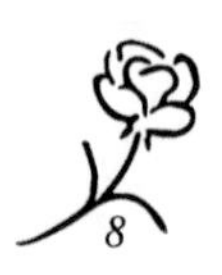

●經血的計算法

＊何謂正常的月經？

婦女正常的月經是每月來一次，每次來的時間是三到五天，而且沒有超過拾元銅板的血塊爲正常量。月經週期雖以每月來潮一次爲原則，但二十五至三十五天一次的月經週期都算正常。

「經血過多」是造成婦女貧血的最重要原因。有些女孩月經來潮時出血頗爲規則，但是週期的間隔可能是二十天就來一次，這種情況我們稱爲「月經過頻」，這也是造成

貧血的原因之一。有的女孩月經的次數相當少，每四十至五十天來一次，這種稱爲「月經過稀症」。而月經週期超過七天，或經血超過八十西西者，都是經血過量（平均總出血量爲三十五西西）。

假如用是否超過七天，或是利用經血量是不是超過八十西西來計算，會讓相當多的女性朋友無所適從，因爲有些人的月經來潮時間雖長，但最後幾天的經血相當少，僅是咖啡色的分泌物；如果這樣還稱之爲月經過多症，恐怕會使大多女性「聞經色變」了！也有一些人月經週期只有三至四天而已，但經血卻像「開水龍頭」般的大量，如果純粹按照天數來定義是正常的，但實際卻已達經血過量；當然她們每次月經過後總會非常虛弱。

光是從定義上來看，要判斷月經量是否正常、是否有經血過多症，實在是相當困難；但我們若使用積分法計算經血量，就可以客觀的判定。接近「邊緣值」的女孩也可自我警覺，儘量增加鐵質的攝取。

＊經血量計分法

目前有一種比較客觀的經血測量表，是利用計分方法來推算經血是否適量。倘若積分超過一百分，表示月經的經血量超過八十西西，即有經血過多的現象。簡單地說，就是用月經來潮時使用的衛生棉數量乘以其量積分，再加上血塊發生的多寡總和，就是經量的積分。

經量積分的算法是這樣的：當經量只涵蓋衛生棉中央地帶，這樣每塊衛生棉就算一分；若涵蓋四分之一面積時，計算成五分；當整塊衛生棉完全浸潤時，算二十分。再看看有沒有血塊的發生；來潮時若有血塊的發生，而且血塊大於拾元硬幣的話，每個血塊算五分；假如有血塊，但小於伍元硬幣，就計算成一分。

舉個例子來說：娟娟本月一共使用衛生棉二十六塊，四塊是中央地區有浸潤，十六塊是四分之一浸潤，四塊爲完全浸潤，其中有兩片有大於拾元硬幣的血塊。現在我們可以幫她推算出計分了——中央地區浸潤的有四塊（四塊×一分），加上十六塊有四分之

一浸潤的（十六塊×五分），再加上完全浸潤的有四塊（四塊×二十分），再加上有兩片是有大於拾元硬幣的（二塊×五分），總合是一百七十四分。可見其經血的總和超過一百，就是說她的經血量超過八十西西，應該接受進一步的治療。

學會了這樣客觀的評比，她可以在月經週期裏自行計算，假如得知自己的積分接近一百分了，那在平常就要多吃含鐵質的食物。一旦經血的積分已經超過一百分，就必須到婦產科醫院做進一步的檢查和治療。

●經前症候群

在月經中斷後，接近月經來潮時，有些人會出現心理或生理不適的現象，而到了月經來潮的時候就會消失，這種症狀就稱爲經前症候群。這種不適的現象通常不會發生在

月經剛來或剛結束的時候，所以，經前症候群大都發生在月經來潮後兩個禮拜到下次月經來潮的這段時間。

經前症候群可以分爲四種型態：

1.常發型：一個月中有半個月有經前症候群的現象，一般是從排卵時開始症狀，越來越激烈，直到月經來潮時才消失。

2.短發型：一個月中有一個禮拜左右的不舒服，在月經週期的第二十一天左右發生，等月經來潮時就恢復正常。

3.暫發型：短暫、容易過去，只有在排卵時，也就是在月經來潮的第二個禮拜左右有短暫的不舒服。

4.悲慘型：月經來潮的第二個禮拜排卵最不舒服，但在整個月經來潮期間都非常的不舒服，直到整個月經週期結束後才較爲恢復，因此這個型態的女孩子，整個月中只有幾天比較輕鬆。

*荷爾蒙的變化

經前症候群的形式有一百多種，可能是因爲荷爾蒙改變所造成的，在精神上有人會覺得焦慮、無法睡眠、情緒不穩定、容易發脾氣，有些人心情浮動，會引起憂鬱症；在身體上的症狀最常見的就是浮腫，有些人會覺得臉部、腳部浮腫，乳房脹痛、下腹也都漲滿了水；也有人肌肉關節酸痛，彷彿關節要被拆解開一樣，不過其他若有若無的症狀包括容易疲倦、注意力無法集中、沒有食慾，或是突然喜歡吃東西，這些都是在這一百多種症候中所常見的。根據統計，生殖年齡的婦女大約有20～50％有經前症候群，其中有5％的人症候群相當嚴重，以致無法工作，對於嚴重的經前症候群最好的方法就是找醫師診治，因爲嚴重的經前症候群往往不只是單純的荷爾蒙變化，可能有器官上的病灶，找醫師做檢查才能知道是否有其他的病變。

*嚴重的經前症候群治療

情況較嚴重的，就需要醫師的診治，最簡單的治療方法，就是改變月經週期，因爲經前症候群的發生與女性荷爾蒙的增減有關，所以如果能夠控制女性的生理週期，就可以減少這方面的不舒服，因此使用口服避孕藥對於某些婦人有相當的成效。第二種治療方式是用腦下垂體釋放素的協同劑。造成月經週期暫停的現象，讓我們血液中的荷爾蒙不再有嚴重的波動，這種方法一般較少使用，因爲代價很高。當藥物治療無效時，就需要外科治療，可能包括切除卵巢，但是這是一個相當激烈的手段，代價更高，因此除非迫不得已，一般都不會做這種治療。其他症狀如乳房脹痛，可以使用些微的男性荷爾蒙壓制疼痛，或是給予黃體素的植入，減少月經來潮的經量，如此有效的減少荷爾蒙的波動，就可以有效的改善經前症候群。

上述的方法都是用來控制月經週期，讓身體的荷爾蒙不要有大的波動，其實在一百多種症狀中，若只是其中的一、二種症狀的話，可以用症狀治療即可，例如情緒上的憂鬱，我們可以用抗憂鬱的藥；腹脹、水腫的話，可以給予少量的利尿劑；胸部脹痛的人，可以給予一些雄性素；對於無法入睡的人，我們可以用安眠藥；有便秘、痔瘡的現象，可給予纖維質加以改善。

＊輕微的經前症候群治療

對於輕微的經前症候群的人，自我教育與自我療法就相當重要，可以利用讓自己快樂的方式來改變，例如在生活中多一點變化，到文具店買喜歡的卡片、CD或買花送自己，把自己從憂鬱的情況解放出來。腹部、胸部腫脹的人，可以藉由少量的運動來改善血液的循環，減少腫脹的感覺，或是運動完後洗熱水澡，讓自己的心情放輕鬆，對經前症候群帶來的煩躁不安、肌肉疼痛可以有效的化解。可見對於輕微症狀的經前症候群，最好的方式是放縱自己，讓自己能利用心境的調整來度過這段不甚爽快的日子。

治療亂經

亂經，就是月經沒有按照正常週期來潮稱之，也可以稱為經亂。正常的月經週期為二十五至三十五天，來潮的日子為三至七天，假如月經的週期過長或過短，我們統稱為亂經，雖然統稱為亂經，但有許多不同的型態，如「月經過稀」常代表月經的來潮不規則，次數較少，通常間隔超過四十天；「月經過頻」是代表次數太多，通常間隔二十一天內就來潮一次；「月經過多」就是經血出血的時間太久及量太多，但月經的週期是規則的；「經血過少」是代表月經規則但出血量過少；因此我們可以知道亂經有許多的型態，所以發生的原因各有不同。

陳小姐與林太太都受到亂經的問題所困擾，陳小姐每次月經來潮的時間都非常的不規則，有時二十天來一次，有時兩、三個月來潮一次，而且「不來則已，一來驚人」，每次來潮的經量都非常大，聽說月經混亂的女性比較容易發生不孕症，因此相當的擔心。林太太月經週期雖然很規則，但每二十天就來潮一次，每次來潮的日數都將近十天，因此覺得每天昏昏沉沉的，腦筋好像一直無法很清楚，她也很擔心是否得了什麼病才會這樣。而陳小姐與林太太是多年的好友，所以相約一起去婦產科做檢查，醫師認為陳小姐是排卵不良造成月經不正常，而林太太則在子宮底處長有子宮肌瘤，需要使用子宮鏡行手術治療，陳小姐只需要服用排卵藥調整月經就可以了，兩人感到相當的詫異，為何同是月經不規則但治療上卻有這麼大的差異？

*亂經的原因

器官病變造成

卵巢、子宮或是在我們的大腦、腦下垂體、下視丘、骨髓或是凝血機制發生病變造成亂經，我們統稱爲器官病變造成。而荷爾蒙的失調，則代表器官或者構造上並沒有病變或腫瘤，而是因爲荷爾蒙的改變造成月經不正常的現象，我們稱之爲荷爾蒙失調。

常見的器官病變有下列七種原因：

1.血友病及凝血機制的異常：例如血小板缺損、白血病、敗血症、原因不明性的狼瘡或是紫斑症及脾臟過度增生，都會造成比較嚴重的出血。在成年婦女較常見的是紫斑症或狼瘡所形成；一般來說血小板的缺損問題在青少年中較常發生。

2.甲狀腺的問題：甲狀腺功能低下很容易會有全身乏力、嗜睡外，常常伴隨著經血過多的現象，甲狀腺機能亢進的人，很容易有經量減少或經血不來的現象。

3.肝功能不良：因爲女性荷爾蒙經由肝臟代謝，若肝臟本身功能減低，身體會蓄積大量的女性荷爾蒙，造成子宮內膜過度刺激，以致經血的過量。

4.懷孕：有許多婦女使用基礎體溫表、體外射精方法來避孕，這些避孕的方式成效不高，易意外懷孕，而懷孕的婦女中，約有二至四成的婦女會有子宮不正常的出血，類似月經前幾天的出血，讓婦女以爲沒有懷孕，殊不知這是早期懷孕的子宮出血，因此在生殖年齡有亂經的婦女一定要特別小心是否有懷孕的可能。

5.惡性的腫瘤：不正常的腫瘤例如子宮頸癌、卵巢癌、陰道癌或會陰部的癌症都有可能造成亂經或經血過量，尤其是有分泌雌性素能力的卵巢腫瘤，首先產生的症狀就是經血過多。

6.子宮的良性腫瘤：這是最常見的亂經原因之一，例如有息肉、子宮肌瘤或子宮肌腺瘤都會造成經血混亂過量的情形。

7.異物存在陰道或子宮內：例如避孕器，雖然子宮正常，但異物仍容易造成血流不止。

荷爾蒙失調造成

這是在初經期與更年期時容易發生的問題，原因爲發生無排卵性的子宮出血。爲何會發生無排卵性的亂經？最主要是因女性初經來的最初幾年甚至在二十歲以前，整個月經的生理軸線仍未發育完成，也就是說從大腦傳達的命令，無法經由下視丘，藉著腦下垂體的釋放女性刺激荷爾蒙，來刺激卵巢、子宮形成正常的月經週期，造成幾無排卵的現象，以致子宮無法受到卵巢分泌的黃體素作用，因此長時間處在濾泡期的狀況，造成子宮內膜無限制的增長，增長到子宮本身無法負荷的內膜厚度，造成突破性的出血，所以造成有時量大有時量小的現象，對於黃體素不足形成的子宮出血，使用內科治療大致上都可以達到很好的效果。

*亂經如何檢查？

1. 內診檢視：內診是婦產科醫師的主要檢查之一，經由內診可以知道子宮頸是否有糜爛的情形，甚至子宮頸癌、子宮肌瘤或卵巢瘤的存在，都可從內診得到初步的

結果。

2. 抽血檢查：經由抽血檢查、可以知道是否有不排卵性的出血、甲狀功能或凝血功能障礙。

3. 超音波：超音波是目前婦產科用得最頻繁的檢查用具，對於已婚的婦女，我們可以使用陰道超音波做詳細的診斷，超音波中可以知道子宮有無腫瘤的出現，因爲這是非侵襲性的檢查，所以常列在常規的檢查。

*亂經治療法

內科療法

亂經的原因有許多種，對於有實質性的器官的問題，就應先治療。例如白血病、凝血機制障礙所造成的亂經，就應治療血液上的疾病；有腦下垂體腫瘤，就需要以手術的方式或使用抗腫瘤的藥物，治療腦下垂體所引起的亂經現象；至於甲狀腺引起的亂經則需要利用治療甲狀腺的藥物；有脅迫性的流產，當然以安胎爲原則；再來就是子宮頸

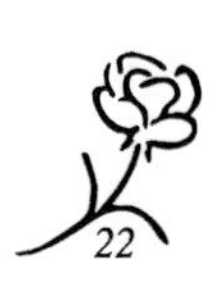

癌、卵巢癌、陰道癌，這些生殖道的癌症需先將癌症移除才行。至於子宮良性的腫瘤需要利用手術的方式將病灶移除，就可以治療亂經；而功能不良性的不正常出血，由於功能不良性的亂經沒有器官上的問題，而是荷爾蒙失調造成，所以治療的最好方式爲荷爾蒙的治療，治療的藥物大略有下列幾種：

1.雌性素：雌性素是一種快速有效的治療方式，在急性期每天使用二十毫克的雌性素治療，在二十四小時內，都可以有效的止血，或者服用避孕藥的婦女，可以每天使用十顆避孕藥連續幾天以上，利用避孕藥內的雌性素來止血。

2.黃體素的治療：是最符合生理的治療，因爲亂經常屬於不排卵的出血，黃體不足造成雌性素突破性的出血，不能出現正常黃體萎縮時的正常月經出血；因此給予黃體是很好的治療，但剛開始有時無法有很好的止血作用，在患者服用相當藥物時仍出血不止，難免會讓患者懼怕失去信心，最好的方式是剛開始的時候給予黃體素與雌性素合併使用，使用一星期之後再改用黃體素，這樣在急性期有很好的止血作用，接著有正常的月經來潮，病人在心理與生理上就會有較好的接受度。

3.非類固醇的消炎藥（NSAIDs）：這種藥物可以降低前列腺素PGI2的形成，因爲阻斷PGI2的作用，可降低其妨礙凝血的作用，根據統計NSAIDs可以有效的減少經量，使用非類固醇的消炎藥物都可以減少約30％的經量，可見此類藥物有相當的藥效，同時，對於有痛經的女性，此藥也可以減少經痛的現象，更是不錯的選擇。

4.抗纖維素的溶解藥物：較爲有名的是EACA，這種藥物是可以詰抗血液中的纖維素的溶解作用，根據統計這些藥物都有減少50％出血的效果，不過臨床上較少使用。

5.麥角的衍生物：這種藥物被認爲會造成子宮收縮減少出血的現象，但經過研究之後發現並無效果，不過此類藥目前仍被許多醫師所採用，至少充當安慰劑。

6.男性荷爾蒙衍生物：較有名的是療得高，一般來說每天使用二〇〇毫克的療得高，就可以有效的減低出血量約40％以上，但療得高本身有男性荷爾蒙的作用，因此除非絕對必要較少用來做亂經的治療。

亂經的女性，每個人適合的治療方式有所不同，因此不要因爲別人使用不一樣的藥物也想換別的藥物，主要是必須找出自己的病因，再由醫師決定使用何種適合自己的藥物。

外科治療法

對於長有子宮肌瘤、子宮息肉，治療的方式是腫瘤切除，因此在內視鏡的使用上，可以分爲四種不同的治療方式。

1. 腹腔鏡子宮肌瘤切除術：對於因爲子宮肌瘤卡在子宮而造成亂經的婦女，我們可以使用腹腔鏡的影像系統，藉由一公分與兩個〇．五公分的傷口，放入腹腔內檢查，鎖定子宮肌瘤的位置，再由兩側的套口插入腹腔鏡器械，將子宮肌瘤由子宮處移除，移除後的子宮肌瘤，利用切割器把它切成碎片，移出腹內，或經由陰道後穹隆的切開術移出腹內。

2. 腹腔鏡子宮全切除手術：對於慢性長時間的亂經，且懼怕子宮肌瘤再復發的婦女，可以利用腹腔鏡做子宮全切除手術。腹腔鏡子宮全切除手術也是利用一公分及兩個〇．五公分的傷口，利用長腳的腹腔鏡器械將子宮與周圍組織分開，再由陰道將子宮分娩而出，這樣可以使外在傷口小，因此患者在復原的速度上就會比傳統開腹手術增快許多。

3.經子宮鏡做子宮肌瘤切除術：有時肌瘤是長在子宮粘膜下層，容易發生嚴重的子宮出血，此時我們經由子宮頸放入強力的電燒，經由子宮鏡可以將所見的肌瘤切除，術後因爲沒有傷口，患者會渾然不覺已接受手術。

4.子宮內膜燒灼術：對於頑固性的亂經或潛藏病變的婦女，若是已完成家庭，最好的方式是做子宮全切除手術。子宮內膜燒灼術與上述方式都不同，因爲子宮肌瘤切除只是將子宮肌瘤切除，而保留子宮；子宮全切除術則是去除子宮。子宮內膜燒灼術則是將子宮內膜予以燒灼，而保留子宮，甚至也保留了肌瘤或病灶，將負責月經來潮的子宮內膜基體層破壞，使之在女性荷爾蒙的刺激下無法形成月經，這種子宮內膜燒灼法，可以不用子宮全切除且沒有傷口，就可以治療亂經的現象，治療後約有六成患者有明顯的改善，有二成的人月經經量雖有改善，但沒有明顯的差距，有二成的患者在往後的追蹤還是有恢復亂經的現象。因此對於子宮

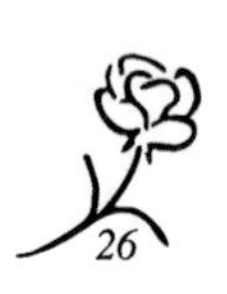

全切除有恐懼感，且沒有嚴重的腫瘤及病變的婦女，可以先做子宮內膜燒灼術。

月經來潮是年輕的表徵，但來得太多，並不表示為更年輕、更有活力，反而讓人覺得全身無力，因此對於亂經的婦女應該要找出原因，有些人對於亂經使用駝鳥政策，想不去理會而可以獲得假性的安全感，沒有上醫院的困擾，殊不知亂經是許多重病的縮影，例如在行房後出血，就是子宮頸癌最常見的症狀，因此有亂經的婦女不要因為害怕而不去做檢查。其實大部分的亂經都是因為卵巢沒有適當的排卵造成，也就是荷爾蒙失調形成，只要簡單內科療法就有很好的效果；但對於有器官病變的亂經，進一步的追究病因，再利用現代結晶的內視鏡科技將器官上的病灶切除，從此當個輕鬆快樂的女性並不難。

●認識妳的生理情況

＊如何預測「排卵日」

預測方法大致可分成四種，包括日曆法、體溫測量法、自我觀察法及醫學測定法。

日曆法

有正常週期的女人是最幸運的，因爲可按照日曆週期來計算。假如三十天爲一週期，上次若是四月二十八日來，五月當然也會在二十八日左右就有月經來潮，而五月十

四日左右為排卵日。

利用日曆法，只要在下一週期的月經首日，減去十四天，就很容易預測排卵日。要用此法推測排卵日的前提是，月經週期必須規律；換言之，排卵比較正常的女性才有辦法利用日曆法來判斷排卵日何時會來。

體溫測量法

此原理是運用女性在排卵時會有體溫降低的現象，以測定何時是排卵日。假如沒有受孕而且沒有荷爾蒙失調的情形，一般在排卵之後十四天月經就會來臨。

用體溫測量法之前，一定要知道如何正確使用體溫計。首先，不可以使用我們傷風感冒的體溫計，而須用婦女體溫計，因為婦女體溫計的刻度變化較大，即使是很輕微的體溫改變，在體溫計上都能顯示出來。一般來講，排卵前後體溫只在攝氏三十六・七度上下做極些微的變化，假如不用比較準確的體溫計是無法測量出來的。熬夜或早上活動後才測量，這樣也不會準確，因為活動過後人的體溫會升高，就會把排卵期誤判了。所以一定要在剛睡醒時尚未思考事情前就測量，因為腦力消耗也會升高體溫。

再者，測量的位置要固定，不能有時量腋溫有時量口溫，這樣會呈現溫度上上下下不穩定的狀況，因爲口溫比腋溫高出○．五度，當溫度降至最低時，表示已經到了排卵期，如果沒有受孕，十四天後自然會有月經來臨。

自我觀察法

所謂自我觀察法，就是觀察白帶的質與量來加以推斷。接近排卵期的時候，分泌物會相當清澈，而且較平常多出二到三倍；一旦排卵後，分泌物轉成黃濁現象，而且相當粘滯，此時我們可以斷定排卵已經發生。

醫學測定法

就是利用一些儀器設備來做檢查偵測，做起來步驟繁複。目前醫師較常用的方法是使用超音波檢查卵巢中卵泡成長的大小。一般而言，當卵泡形成二公分左右，可能已接近排卵日，經過一系列的測量可以得知何時卵泡會在卵巢之中消失，那麼當天就可判定爲排卵日。

再者，也可以到西藥房買偵測排卵日的小試劑，假如黃體激素的濃度顯示相當強，

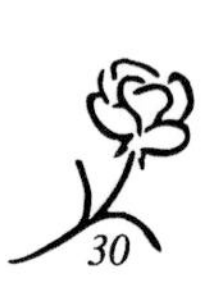

則表示在二十四小時後會有排卵現象，如此也可推測出月經何時來潮。

當然，利用內視鏡來做檢查也可以知道卵泡即將排出。

整體而論，這些醫學測定法是醫院裏檢查不孕症的輔助工具，當然不是平日用來推測排卵的好方法。

＊如何推算出安全期

假如我們知道大約何時排卵，自然也可以知道安全期。一般來講，排卵日前後三天是最危險（也就是容易受孕）的時候，加上排卵日就有七天是屬於比較容易「中獎」的日子。因此，想懷孕的人應該利用這個時段行房，但是想避孕的人就應該避免在這段時間有性生活，或是在這段時間裏利用其他方式避孕。所以說，利用排卵日可以推斷月經來潮日，也可以推算安全日。

假如王大媽以三十天爲一週期，她的排卵日爲月經的第十六天左右。換言之，上次若是元月一日月經來潮，在週期規劃的情況下，她的排卵日應於元月十六日左右，而從

元月十三日至十九日都屬於容易受孕的日子，也就是所謂的危險期。此外，還必須考慮次安全期。精蟲有時可以存活三至七天，所以在危險期前後三天還是有機會懷孕，所以我們把危險期的前後三天稱爲次危險期。

最安全的時間是月經來潮時、月經剛結束不久，以及月經即將來潮時，都是屬於安全期。儘管這樣推算可以找出安全期，但安全性卻相當不牢靠，失敗率高達50％以上。所以除非是想要懷孕，我們會建議利用這種簡易方法增加受孕機會外，我們並不鼓勵女性利用這種方式避孕。

如何女性的月經是經由大腦發動，再經由下視丘、腦下垂體分泌女性荷爾蒙以影響卵巢、子宮，產生月經週期。月經週期雖然只是子宮內膜剝落夾雜血水、分泌物及細胞，但荷爾蒙是由卵巢及腦下垂體所控制，許多因素都有可能讓月經不來。

所以控制荷爾蒙就可控制月經，若遇到郊遊旅行不方便月經來潮，儘管提早一個月來找婦產科醫師服用藥物稍做調整，這樣一來，就可以安安心心的出門，清清爽爽的遊樂，快快樂樂的回家。

*月經規則術

有人以爲月經不規則，來個月經規則術就好，其實月經規則術是需經麻醉的手術，月經規則術先利用擴張器將女性的子宮頸撐開，再放入眞空吸引或刮匙將子宮內膜做整修，讓這次刮搔內膜當做一次月經週期，這就是所謂的月經規則術。所以市面上廣告的月經規則術，其實並不是單純的讓月經規則化，也就是說，它並非月經不來而稍微做個檢查，或做個引流就可達成目的，它絕大部分是流產或墮胎的代名詞。

●卵巢腫瘤

卵巢在女性生殖年齡中是相當重要的一個器官，每個月都會有一個卵子的形成，成熟卵子寄生在二至三公分大小不定的濾泡中，一旦接受黃體激素的刺激，就會產生排卵，排卵後濾泡會形成黃體，黃體可以維持子宮內膜的衡定，以便讓受精卵著床，倘若發生懷孕，黃體就會繼續存在，提供受精卵適當的荷爾蒙及環境；若沒有懷孕，大部分的黃體會逐漸消失，不過有一些黃體不會立刻消失而變成黃體囊腫，也有一些在濾泡形成當中，形成一個濾泡體，形成了所謂的水泡或水瘤。這些囊腫會造成月經的異常、下腹部不適，這些囊腫大部分會自行吸收消失，但是倘若經過三個月仍未消失或超過五公分大，則需要加以治療。

*卵巢瘤的診斷

卵巢瘤由於有潛藏惡性的可能，因此一旦有卵巢瘤就要加以重視。民國八十四年台灣有二百二十三位婦女因爲卵巢癌而死亡，每年也有三百五十個左右的新病例產生，所以大約每七十位婦女中就有一位可能有這種癌症的發生，換句話說，每一位婦女終其一生都有1.4％的機會會得到卵巢癌，因此卵巢癌的診斷是相當重要的。由於卵巢癌的良性、惡性腫瘤治療方式有相當大的差別，因此手術前對腫瘤的良性、惡性判斷相當重要，目前是以抽血做腫瘤標記指數包括胎兒甲型蛋白（α-FP）、人類絨毛激素（β-HCG）、CEA及CA-125以及骨盆腔超音波來做檢查，超音波對良性腫瘤診斷率可以高達95.6％；惡性腫瘤診斷的準確率也有73％，因此若能夠做腫瘤標誌與骨盆腔超音波檢查就可以有相當高的診斷效果。超音波裡常見的惡性腫瘤的影像包括有腹水、多囊性腫瘤、房室間膈較厚或是卵巢囊腫中有一些不規則的增生，這些都是卵巢癌的特點，假如沒有這些特點，超音波會認爲良性卵巢瘤的可能性較高。

*常見的卵巢腫瘤

目前常見的卵巢腫瘤包括畸胎瘤、單純性囊腫等，分述如下：

1.單純性囊腫：這是因爲黃體或濾泡體持續存在所造成的，也稱爲功能性的囊腫，大部分在三至六個月會自行消失，若是超過五公分且在三個月內沒有自行消失，可能不是功能性囊腫，要考慮做手術治療。

2.畸胎瘤：這是由卵巢內的生殖細胞所衍生出來的，有10％的人爲兩側卵巢都有畸胎瘤，在超音波影像中常常有一些相當濃度的回音，這是因爲畸胎瘤內常常有骨頭、頭髮及牙齒等物質的產生。因此才叫畸胎瘤。一般來講，其惡性度的可能性並不是很高（小於2％），但仍有惡性腫瘤的可能，因爲這種腫瘤不會自行消失又有惡性的可能，有15％的人還可能因爲扭轉而產生急性腹痛，還是需要手術取出。

3.子宮內膜異位瘤：經血逆流或細胞轉化成子宮內膜細胞的生長造成在卵巢處形成子宮內膜異位瘤也成爲巧克力囊腫，這是在生殖年齡中非常常見的一種腫瘤。子宮內膜異位瘤一般在三公分以內用藥物來治療，例如雄性素、療得高或是性釋放激素來治療，但是在超過三公分以上的子宮內膜異位瘤內科治療就沒有效果，此時爲了避免子宮內膜異位瘤的持續破壞卵巢，應該及早做手術將之移除。

4.卵巢癌：此種情況會在另一章有詳細的描述。

5.生殖器官的異常：生殖器官的異常常會形成子宮內膜異位瘤、陰道血腫、子宮血腫的現象，必須要按照情況加以治療。

6.漿液性囊狀腫瘤：大都爲良性，但5～10％爲邊緣性惡性，及25～25％爲惡性腫瘤。

7.黏液性囊狀腫瘤：有10％的患者爲兩側性，也有5～10％的此類腫瘤爲惡性腫瘤。

*如何選擇手術？

女生在「有生之年」很容易有卵巢囊腫或是卵巢腫瘤的形成，一旦有囊腫的形成都會造成婦女相當大的恐慌，到底是否應該施行手術都會有一番掙扎，假如不施行手術會不會是惡性，造成生命危險，因此適當正確的檢查判斷是必須的。所以一旦被診斷出卵巢的腫瘤，就應該去找妳信賴的醫師再做詳細的檢查，聽取第二位專家的意見，請醫師詳細歸類分析，是不是有手術的需要，這樣就可以避免自己終日處在緊張不安的狀況，也可以讓專業的判斷幫助妳度過這一段困難的時間。

●經血過多治療新法

＊子宮水球熱療法

水球除了打水戰外，又多了一項醫療上的貢獻，就是可以放置於子宮腔中，藉由熱水的作用，透過子宮內膜破壞的目的，治療經血過多及嚴重痛經的患者。

何謂子宮內膜破壞術

這是一種最不具侵襲性卻可以治療頑固性經血不止的手術，原本對於經血過量、經血不止的患者，若使用內科療法或簡單的搔刮術仍無法改善，可能就需要施行子宮全切除術，幾年前可能需要劃一道十四公分的傷口進行子宮全切除，近幾年來則因腹腔鏡的進步，使傷口縮小至數個〇．五公分的傷口，但仍屬於子宮切除之大手術，然而許多不適合大手術或希望保留子宮的人，利用這種連傷口也沒有的開刀法去除子宮內膜（子宮內膜破壞術），同樣可以得到症狀的緩解，使月經量大為減少，甚至達到無月經的境界。

經血過多不再子宮切除

長庚醫院針對亂經患者應行子宮全切除患者行保守性的子宮鏡子宮內膜破壞術，結果避免了八成以上的子宮切除手術。

哪些人適合子宮內膜破壞術？

符合下列條件者：

1. 月經不正常達到子宮切除的標準者。
2. 子宮的大小比妊娠十二週時的大小還小時。

3.子宮黏膜下肌瘤小於五公分。

4.子宮頸、子宮內膜無惡性病變。

5.完成家庭者。

6.無其他婦產科病變者。

不過由於這種手術是一種相對的絕育手術，因此病人要充分的瞭解，術後會有不孕的問題，再者，手術後無月經狀況也會有許多人難以接受，因此適當的溝通以選擇較好的處理方式是絕對必須的。

子宮內膜破壞術方法

1.子宮鏡手術（傳統方式）。

2.子宮水球熱療法。

3.熱水式子宮內膜破壞術。

4.其他方式。

子宮鏡手術步驟簡單但技術性高

手術前做基本的血液、心電圖、胸部X光檢查，適合手術的患者，禁食八小時以上便可以在全身、靜脈或半身麻醉或局部麻醉下進行手術。

手術時，利用管徑一公分不到的切除鏡，經由陰道、子宮頸放入子宮腔中，在經由直接目視下，將子宮內膜利用電燒或雷射的方式將之破壞，而破壞的程度可分成兩種：一種是全子宮內膜破壞，主要在造成無月經狀態，對於有血液疾患並合併有月經過多的患者，此種程度的破壞最為可行；另外一種是部分性子宮內膜破壞，主要在破壞部分的子宮內膜，藉以改善月經過多的現象，對於有停經恐懼感卻又經血過多的患者，施行此種手術可能比全子宮內膜破壞合適。

恢復情況良好

長庚醫院追蹤子宮內膜破壞術十二至四十八個月共一百一十七位患者發現，絕大部分患者手術後就當天返家，術後的出血天數大致為十二天，恢復正常家庭工作大約為一週半，而恢復正常工作約為兩週，術後原本經血過量患者成為無月經或月經過少或月經

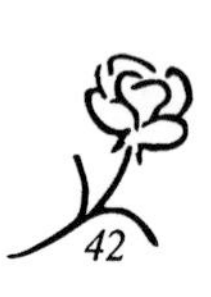

正常者達89.8％，患者滿意度達88％，在這一百一十七例原本需子宮切除者中，最後僅六例仍有經血過多或經痛問題，需子宮全切除，換言之，有90％左右的患者可藉此手術保留原本需切除的子宮。

子宮鏡子宮內膜破壞術的缺失

傳統子宮鏡手術的缺點由於直接利用子宮鏡做子宮內膜的破壞術方法，看似簡單但技術性很高，否則容易有子宮穿孔、水中毒、流血不止或空氣栓塞的合併症發生，最主要是因爲在手術當中做子宮內膜的刨除時，子宮內膜的血管會暴露出，被撐大的子宮容易將大量的水或是空氣打入開放的血管當中，造成栓塞或水中毒。爲了減少這種不幸事件的發生，目前醫界研發出用子宮水球、微波爐、雷射、熱水清洗等各種不同簡化手術的方法行子宮內膜破壞術。

全新有效的方法——子宮水球熱療法

中華民國婦產科內視鏡醫學會最近與長庚醫院、馬偕醫院及中南部數家醫院合作，引進了利用水球熱療法行子宮內膜破壞術，子宮水球熱療法是利用導管放入子宮內，注

入葡萄糖水，以擴張汽球，讓水球壓力維持在一六〇～一八〇毫米汞柱時開始加溫，待加溫至攝氏八十七度時，維持八分鐘，由電腦監控病人的反應及儀器狀態，八分鐘後將熱水抽出，再拿出導管即完成手術。目前長庚醫院已經完成二十例的子宮水球熱療法子宮內膜破壞的處理，追蹤至目前，二十位原本需要做子宮全切除的患者，僅有一例仍需要行子宮切除，其餘十九位患者均得到一相當好的結果保留了子宮，且對結果均相當的滿意，長時間追蹤仍在進行中，不過，根據美國十四個醫學中心針對一百三十四位患者，利用子宮水球熱療法的子宮內膜破壞術，追蹤時間一年的報告發現，有89.6％的病人在一年後仍然維持無經症或低經血的現象。只有三例發現持續經血過量，所以其中二例做子宮全切除手術，一例再行子宮內膜破壞術成功降低經量，由此可知我們可以知道對於經血過多時，以往需要做子宮全切除手術的病人，可以經由這些簡單無傷口的子宮內膜破壞術的方式來做一很好的治療。

傳統上利用子宮鏡行子宮內膜破壞的方式，由於技術性高，所以危險性也相對的高，因此最近利用子宮水球熱療法子宮內膜的破壞方式的確是簡單且相當可行，是可以大幅減少子宮全切除的新方法。

●熱水灌洗式子宮內膜破壞術

由於直接利用子宮鏡做子宮內膜的破壞術方法，看似簡單，但在手術中比較容易有子宮穿孔、水中毒、流血不止或空氣栓塞的合併症發生，最主要是因爲在手術當中做子宮內膜的刨除時，子宮內膜的血管會暴露出，被撐大的子宮容易將大量的水或是空氣打入開放的血管當中，造成栓塞，爲了減少這種可能發生的不幸事件，我們最近利用熱水的子宮內膜破壞術，目前已經完成一百例的子宮內膜破壞的處理，目前爲止，絕大多數病人均得到一相當好的結果，且對結果均相當的滿意。根據國外的報告顯示，利用熱水式的子宮內膜破壞術，術前使用雄性素或是性釋放激素來抑制子宮內膜的生長後，再給予熱水式的子宮內膜破壞術，熱水式子宮內膜破壞術就是在輕微的痲醉下，或是局部痲

醉下將子宮頸稍微撐大至〇．七公分左右，然後將有管徑的子宮鏡放入子宮腔中，在電腦控制下將熱水加溫到攝氏八十七度左右，再灌注到子宮腔中緩緩加熱，讓子宮內膜均勻的浸潤在熱水中，在十分鐘內讓子宮內膜達到破壞的目的，由於在電腦控制下因此可以相當有效而完整的控制到熱水的流進、流出及溫度，因此是一個相當安全可行的手術方式。熱水式子宮內膜破壞術追蹤的時間最多長達一年半，在半年時發現到有77％的病人有停經或經量減少的現象；有88％的病人在一年半後仍然維持無經症或低經血的現象，只有一例發現其經血量仍然持續，因此做子宮全切除手術，由此可知我們可以知道對於經血過多時，以往需要做子宮全切除手術的病人，可以經由這些簡單無傷口的子宮內膜破壞術的方式來做一很好的治療，傳統上利用電燒行子宮內膜破壞的方式，由於技術性高，所以危險性也相對提高，因此最近利用熱水的方式來做子宮內膜的破壞方式的確是簡單且相當可行的方法。

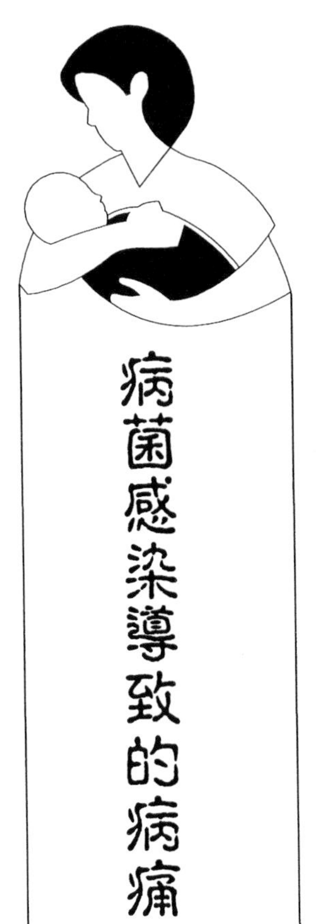

病菌感染導致的病痛

細菌雖然微小，魔力卻無限可能。

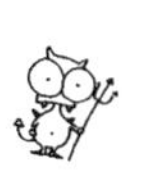

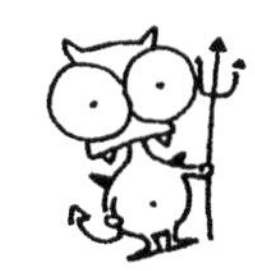

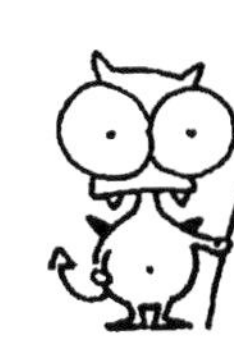

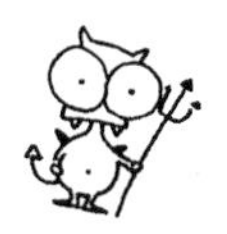

●外陰部搔癢

在婦產科門診中因爲外陰部搔癢而求診的人，占門診人數的10～15％，可見罹患外陰部搔癢的人很多，外陰部搔癢的原因可大致分類爲五種：

1. 感染。
2. 分泌物增加導致。
3. 溼疹。
4. 萎縮性陰道炎。
5. 全身性疾病所引起的。

＊外陰部感染

外陰部感染造成的搔癢占所有原因的三分之二，有許多人以爲有性行爲才會感染，其實並不是有性行爲才會感染，因爲陰道本身就有相當多細菌與黴菌存在，當陰道的酸鹼平衡發生改變或是身體的抵抗力減弱時都會產生感染，感染最常見的就是白色念珠菌的感染及滴蟲感染。

白色念珠菌感染

白色念珠菌感染是一種黴菌的感染，白色念珠菌隨時存在於皮膚及陰道中，只要有合適的環境，就會大量的繁殖產生病狀。糖尿病患者或喜歡吃巧克力等甜食的人會使陰道的糖份增加，有利於陰道念珠菌的繁殖，造成白色念珠菌的感染，這種感染若單純使用抗黴菌藥膏治療，並沒有辦法根治，倘若飲食習慣也能有所改變，減少甜食的攝取，才有辦法改善白色念珠菌的感染。

滴蟲感染

滴蟲感染目前被視爲性病的一種，因爲大部分的滴蟲感染是以性交爲傳染的途徑，只有少部分是經由公共廁所或公共場所的毛巾、肥皂所傳染的，滴蟲感染的病患使用過的毛巾、肥皂可能將滴蟲留在上面，造成下一位使用者的感染。其症狀會有白帶增加、下體惡臭、搔癢的現象。一般的滴蟲感染必須要用抗滴蟲的藥物，做七至十天的治療，性伴侶也需要同時服用抗滴蟲藥物來治療，免得太太治療好後，先生又將滴蟲傳染給太太，造成乒乓球式的交互感染。此外，感染也可能是寄生蟲造成的，例如蟯蟲所產生的，但是目前台灣的環境已相當不錯，所以比較少見。

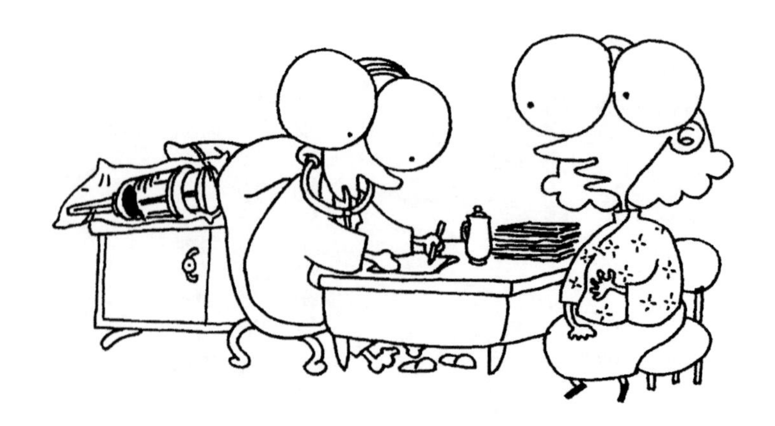

＊下體分泌物增加

有許多人因為月經不規則或是經血來潮的時間太長，造成下體的潮濕，對下體皮膚產生刺激，還有些婦女在生理期、排卵期，因為白帶的分泌增加，以致下體常有潮濕的現象，有時使用不透氣的衛生護墊，造成肌膚溫度的增高，刺激皮膚而造成搔癢。有些人則是因為子宮下垂或是子宮頸發炎，以致分泌物增加，或是下體分泌物直接流到會陰部，導致嚴重的搔癢，這些就必須對症下藥，做子宮懸吊或是子宮頸糜爛的治療。而對於其他因為流汗或是下體潮濕所造成的搔癢，則應該穿著棉質透氣的內褲，就可以有所改善了。

＊慢性溼疹

因為長期抓癢的關係，皮膚會有慢性溼疹的產生，甚至會變成頑固性的搔癢症，這

種情形特別容易發生在易緊張或是神經敏感的人，這時只有把緊張的精神放鬆，才有辦法治癒。

＊萎縮性的陰道炎

有些人因為女性荷爾蒙不足，造成生殖器官附近的皮膚變薄，造成易脆、容易龜裂的會陰，而龜裂的外陰部容易形成搔癢，因為龜裂的皮膚本身沒有角質層保護，容易引起細菌感染及形成次發性的感染，更造成外陰部的搔癢，這就是萎縮性的陰道炎，惡性循環的搔癢症，因此對於這種陰道炎，必須要補充女性荷爾蒙，對細菌感染對症下藥才能夠改善。

＊全身疾病造成的搔癢

糖尿病患者會因為會陰部的糖份增高，而感染黴菌的機會也會增高。荷爾蒙異常、

不正常出血的人，也會造成下體長時間在潮濕、悶熱的環境當中產生搔癢。有些人對於藥物過敏（例如服用抗生素），也會過敏產生陰部搔癢的現象；其他還有一些查不出原因的搔癢，這些搔癢原因包括精神壓力過大，或是其他的肝膽疾病造成的。

對於外陰部搔癢治療的用藥要特別小心，有些婦女喜歡在會陰部搔癢時到藥房隨便購買藥膏擦拭，結果反而產生後遺症，因爲外傷的藥膏比較強，會陰部較嫩的皮膚會因不堪強力藥物的摧殘，而使病狀更加嚴重，所以對於外陰部搔癢的人，一定要先查出其原因，然後對症下藥，一般來講都會有很好的治療效果。對於搔癢已無法用藥物改善的，使用外科手術的方式或用神經截斷的手術方式亦可，但是這種病患是極罕見的。不過，更該注意的是，許多人喜歡在搔癢時用牙膏、碘酒或是自己購買止癢藥膏擦拭，這些都會造成後遺症，因此對於皮膚搔癢的人，一定要找醫師做正確的診斷才能對症下藥，否則越擦越癢就不足爲奇了。

●白帶與陰道感染

所謂白帶就是女性陰道的分泌物，女性的陰道因爲是粘膜上皮所組成，因此需要由子宮頸與陰道上皮分泌的粘液來維持粘膜表面的潮濕，如此可以避免細胞受到病菌的攻擊，也可以藉著分泌物，讓陰道維持在一個酸性的環境中，避免致病細菌的滋生，因此陰道本身所產生的白帶是一個自我保護的分泌物，不見得是一種感染的現象。

*白帶怎樣才算是正常呢？

白帶的量依照年齡、月經週期及身體狀況會有所不一樣，正常的白帶是無色、無

味、無臭，而且不至於沾濕內褲，但是在月經中期接近排卵日時，會比平常多二至三倍的白帶出現，此時若多到沾濕內褲也算是正常。至於平常的白帶量到底是多少則因人而異，每一個婦女應該在月經結束後自我觀察白帶，在兩次月經之中也做觀察，以這兩次爲基準點，若整個月經週期沒有比排卵時的分泌還多就是正常的。

＊蛋清狀的白帶

在月經剛剛結束時下體會比較清爽，但是到了月經週期的第十六天左右，內褲上會有膠粘狀態的分泌物，而且粘性較強有點類似蛋清，這是因爲女性荷爾蒙刺激增加，刺激子宮頸粘膜細胞，使分泌物大量增加，因此產生一種特別清澈、附彈性的分泌物，一旦排卵完就會形成較黃色與混濁，是屬於正常女性的白帶。

＊黴菌感染

一般而言，在分泌物中已看得見豆腐渣的樣子，就表示黴菌感染已經相當嚴重，需要特別的治療。由於豆腐渣的黴菌感染會分泌一些刺激物質，刺激外陰部的地方，因此嚴重的話也會造成外陰部的紅腫及搔癢，此時就要積極性的使用抗黴菌的塞劑及藥膏的治療，對於復發性的黴菌感染可能不只是塞劑治療，要考慮到是否有腸胃道的黴菌感染，因此除了塞劑的使用外，要加上口服的抗黴菌藥物才有辦法改善黴菌感染復發的現象。黴菌感染除了在藥物治療上，飲食上也要特別留意，儘量減少澱粉類及醣類的攝取，巧克力更是列爲禁忌，避免由於醣質代謝的關係，使黴菌更容易在陰道中生長。

＊陰道滴蟲感染

一般而言陰道滴蟲感染會有黃色泡沫狀的白帶產生，產生外陰部搔癢及魚腥的臭

味，這是屬於一種性交的傳染。由於目前大家在公共場所進出的機會增加，使用公共浴室或廁所難免會有感染的現象，因此這雖然是一種性交傳染的疾病，但不見得要有性行爲才會發生，一旦發生分泌物呈黃綠色且有泡沫狀及刺鼻的魚腥味時，應該積極接受治療，治療的同時應該用沸水消毒內褲，避免治療好了以後再度傳染，如果有性伴侶時，應該請性伴侶一起接受治療，避免形成交互性的感染。

*非特異性的細菌感染

這種感染是常見的乳狀分泌物，多半帶有一些魚腥味，這是一種細菌性的陰道炎。在正常狀態下，女性陰道中的PH値約爲3.5，但是假如身體的免疫系統減弱或服用藥物造成正常菌種減少，就會造成致病性的細菌逐漸生長出來，致病性的陰道炎就會逐漸產生，此時的分泌物有點濃稠像牛奶的樣子，且伴隨著刺鼻的魚腥味，此種疾病經服藥五到七天的治療就可以痊癒。

*赤帶是什麼原因？

赤帶是分泌物中伴隨一些血跡，年輕女孩若發現帶有血絲的分泌物，要注意月經週期是否規則？是否有子宮外孕或是子宮頸長息肉、糜爛的現象，或許有可能是排卵期的出現。對於中年婦女，若有赤帶的話，就要考慮是不是有子宮或子宮頸的病變，子宮頸長息肉、糜爛或子宮頸癌就比較容易有赤帶的產生，因此一旦發現有赤帶的產生，需要請醫師詳加檢查。

*黑帶是什麼原因？

黑帶常常代表少量、不正常的陰道出血，這些出血經過吸收之後，血液分解濃縮成較黑的分泌物，與一般陰道分泌物一起流出，有時吸收不完整便形成黑褐色分泌物。一般來講，早期懷孕的婦女十位中有三至四位有這樣類似黑帶的分泌，這些都是不正常出

血所造成的，這種不正常的出血假如持續發生則可能有流產的現象。若沒有懷孕的情況，也要考慮類似赤帶的現象，即如子宮外孕、子宮頸息肉糜爛、子宮肌瘤或是子宮內膜癌的情況發生，必須要詳加檢查才可以。

＊黃帶正常嗎？

白帶分泌量過多就會形成所謂的黃帶，所以黃帶假如不是黴菌感染、陰道滴蟲感染或是細菌性感染，可能就是陰道子宮頸甚至骨盆腔發炎的現象，最常看見的就是陰道發炎造成分泌物增加，而生產次數較多的婦女，因爲子宮位置下垂，子宮頸暴露在外界空氣中，因受空氣刺激比較容易形成大量的分泌物，白帶也會增加而形成所謂的黃帶現象，這是因爲子宮頸脫垂的關係，而不是感染所造成的，是屬於生理性的反應，需要做子宮位置矯正才有辦法改善。

❖ ❖ ❖

陰道的分泌物是維持女性陰道正常功能所必須的，太少的陰道分泌物可能會造成類

似老人陰道炎般發生細菌的滋生，而容易產生感染的現象；分泌太多也會有日常生活上的困擾，因此白帶的多少與女性生理息息相關，應該觀察自己白帶的量多少，假如有所改變，應該及早請醫師做檢查，避免常常自行清洗陰道，弄巧成拙，反而造成陰道內的感染，不過對於陰道分泌物多的婦女，平常應該更注意身體的清潔衛生，並不是有性行爲才會有感染，因此，假如一旦有分泌物，最好能夠勤於沖洗下體（不是陰道內部），再選用衛生良好、棉質、通氣良好的內褲，這樣就可以改善白帶的現象。

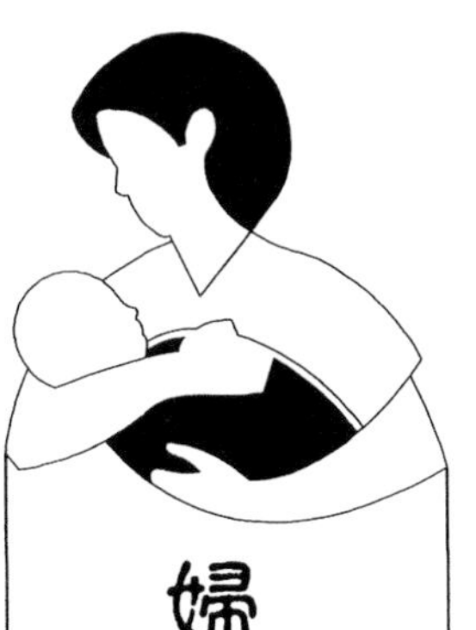

婦科常見的病症與治療

很多婦女時常感嘆，當女人真是一件麻煩事，從月經開始的那一天起，就必須面對子宮、陰道、生產等大小的事情。這些器官與生殖功能，為婦女帶來了人生的喜悅，同時也帶來了一些困惑。

其實，勇敢的面對，是最好的良方。

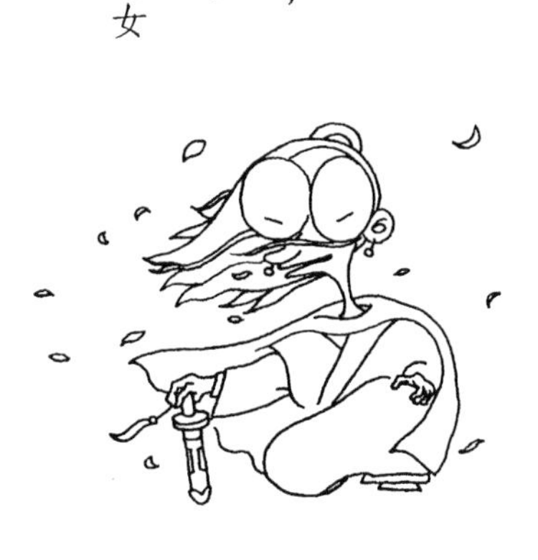

鬆弛篇

慢性骨盆腔疼痛

慢性骨盆腔疼痛是指在下腹骨盆腔地方超過三個月有疼痛的現象，而且此疼痛必須與月經沒有關聯。根據統計這種慢性骨盆腔疼痛占婦科門診病人的10％左右，因而接受腹腔鏡檢查治療的，占腹腔鏡檢查的40％，因此我們可以發現慢性的骨盆腔疼痛是一個相當惱人的問題，美國每年約有八萬婦女因骨盆腔疼痛而接受子宮全切除，更重要的是，慢性骨盆腔疼痛的原因相當多，很難由單純的內科療法甚至腹腔鏡治療完全治癒疼痛的現象，可見慢性骨盆腔疼痛的確困擾了相當多的婦女，也困擾了許多醫師。

陳小姐今年三十五歲，整個月下腹部總是覺得疼痛，而此疼痛與月經來潮並沒有太大的關係，她的有些朋友因為痛經，醫師建議她們服用口服避孕藥，在服用後，不但減少了月經的量，也降低了經痛的現象，雖然她並不是月經來的時候疼痛，但她想「死馬當活馬醫」，因此也跟著試看看，結果卻發現並沒有什麼效果，之後她去找醫師做檢查，不管是用超音波檢查或是大腸鏡的檢查、X光檢查，並沒有發現任何異常，因此醫師建議她做腹腔鏡檢查看看，她便接受檢查，之後發現是子宮內膜異位症所造成的疼痛，因此便接受子宮內膜異位症的治療及痛神經的截斷手術，手術後骨盆腔疼痛的情況便消失了。

李太太今年四十歲，是一個慢性骨盆腔疼痛的患者，她每天總覺得下腹部有悶痛的感覺，有時吃藥會有一點點改善，但一整個月中至少有二十幾天的日子總是腹部疼痛，因此便找醫師做檢查，在這些醫師的X光、超音波檢查中，都沒有發現任何問題，因此醫師建議她做腹腔鏡的檢查，本來以為會發現問題，結果卻也沒有任何的問題。近年來疼痛越來越厲害，因此再找醫師檢查，而醫師建議她若仍如此疼痛的話，只好做子宮全切除手術，由於痛苦難耐，因此她與先生及醫師商量後決定手術，手術後下腹部疼痛的情況真的消失了。

*為什麼會有慢性骨盆腔疼痛呢？

子宮以外的婦科原因

1. 沾粘：手術後或發炎所導致。
2. 輸卵管積水：發炎或結紮後較常見。
3. 慢性子宮外孕。
4. 子宮內膜炎或輸卵管炎。
5. 子宮內膜異位症。
6. 殘餘性的卵巢症候群。
7. 剩餘卵巢。
8. 排卵性的疼痛。

9.骨盆腔充血的疼痛。
10.後腹膜的囊腫。
11.卵巢囊腫。
12.亞急性的輸卵管卵巢發炎。
13.輸卵管結核。

子宮原因

1.子宮肌腺瘤。
2.痛經。
3.子宮頸狹窄。
4.慢性的子宮內膜炎。
5.子宮頸息肉。
6.避孕器造成。
7.子宮肌瘤。

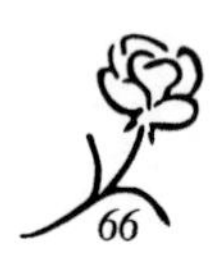

8.骨盆腔鬆弛：子宮脫垂或直腸膀胱脫垂。

泌尿道問題

1.膀胱腫瘤。

2.慢性尿道炎。

3.間質性膀胱炎。

4.放射後的膀胱炎。

5.復發性的膀胱炎或是尿道炎。

6.結石。

7.逼尿肌不穩定。

8.尿道症候群。

9.尿道有膿包。

腸胃道原因

1. 直腸癌。
2. 慢性腸阻塞。
3. 直腸發炎。
4. 便秘。
5. 憩室。
6. 疝氣。
7. 腸炎。
8. 不穩定的腸因素。

肌肉血管造成

1. 腹部肌肉肌腱疼痛。
2. 骶骨疼痛。

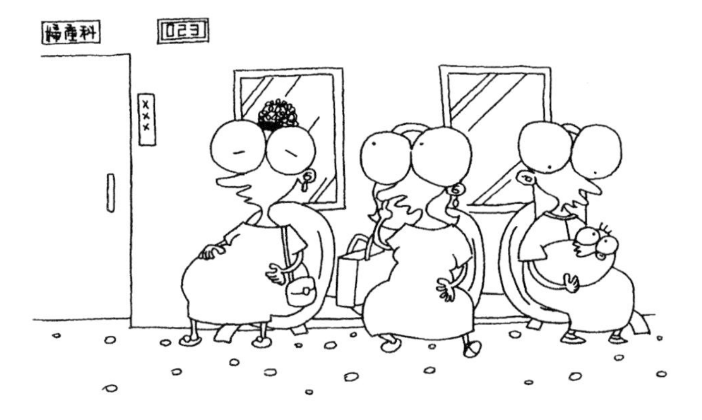

3. 脊椎受壓迫。
4. 關節退化。
5. 姿勢不良。
6. 提肛肌肌肉發炎。
7. 疝氣。
8. 肌肉扭傷或用力不當。
9. 骶骨處長腫瘤。
10. 在骨盆腔神經痛。
11. 骨盆腔肌肉的痙攣。
12. 腹直肌的拉傷。
13. 脊椎炎。

其他

1. 手術後的再生神經嵌在疤痕裏面。

2.精神上疾病。

3.憂鬱症。

4.紫斑症。

5.睡眠困擾。

由以上我們可以知道有相當多的原因可以造成慢性骨盆腔的疼痛，不只是婦產科的問題，可能是泌尿科、腸胃道或是肌肉骨骼問題，因此慢性骨盆腔疼痛常需要有相當多的醫師來做治療，才能對病人有所幫助。

腹腔鏡檢查占重要地位

根據一九八一年到一九九四年中，有十三篇總共對於五百五十二名病患，有關於慢性骨盆腔疼痛的腹腔鏡檢查報告，發現這些慢性骨盆腔疼痛的人有33％的人有子宮內膜異位症，24％的人有骨盆腔沾粘，5％的人有骨盆腔慢性發炎的現象，3％的人有卵巢

囊腫，小於1％的人有骨盆腔靜脈曲張及肌瘤，而有4％的人是由其他問題所造成的，較特別的是有35％的人並沒有發現任何病灶，換句話說，在所有骨盆腔疼痛的人中，有35％的人在腹腔鏡檢查中並沒有辦法找出上述的病灶所在，因此在術前的檢查，內科療法及精神狀況的評估是相當重要的。

＊腹腔鏡治療慢性骨盆腔疼痛

一般來講對於骨盆腔疼痛都採內科療法為主，也就是服用止痛藥甚至是吃一些抑制前列腺素合成的藥物，但假如這些藥物仍無法治療慢性疼痛的話，腹腔鏡的治療就是最佳的選擇。由於傳導子宮頸疼痛感覺的副交感神經與傳導子宮體的交感神經，都是經由子宮頸旁的李氏神經結接到子宮骶骨韌帶而傳達到脊椎中的第一到第四骶骨神經，因此我們可以利用神經走向的特性，將子宮骶骨韌帶截斷，或將脊椎的骶骨神經截斷，如此一來骨盆腔的疼痛就不會傳達到大腦，也因此不會有疼痛的現象，腹腔鏡手術首先在肚臍的地方切開一個一公分的傷口放入腹腔鏡，再在下腹部切開兩個〇．五公分的傷口放

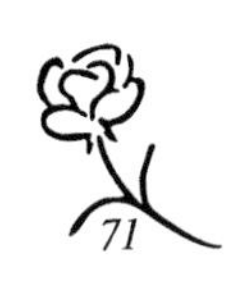

入腹腔鏡專用套管，將腹腔鏡專用的器械置入套管內，撥開腸子後就可以清楚的看到子宮骶骨韌帶，利用雙極或單極的電燒將內環三分之一的韌帶切開就完成了手術，若是要施行骶骨前的神經切除，則是在骶骨隆突上的二公分處將腹膜切開後，找出骶股前神經燒灼，這種手術原本是治療原發性痛經的病人，對於原發性痛經可以有高達86%的人因而將痛經減輕，對於慢性骨盆腔疼痛也有相當大的好處。在一篇筆者所發表的論文中，發現六百三十三例的慢性骨盆腔患者，有74%的人可藉著子宮骶骨韌帶切開而得到明顯的改善，假如用子宮骶股韌帶的切除，更可以達80%以上減少疼痛的現象，因此對於慢性骨盆腔疼痛的人而言，腹腔鏡檢查及痛神經的切除是相當重要的。

*腹腔鏡順便治療骨盆腔的疾病

在慢性骨盆腔疼痛中子宮內膜異位症占有33%，沾粘也占有24%，有些人是有卵巢疾病，在腹腔鏡檢查的同時，也都可以利用電燒或雷射將子宮內膜異位症的病灶予以燒除，也可以將沾粘的部位移除，因此對於腹腔鏡治療慢性骨盆腔疼痛的確相當重要。

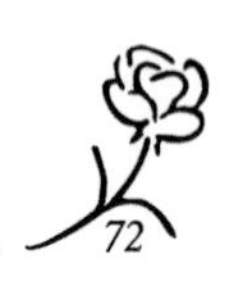

*有需要做子宮全切除手術嗎？

有將近35％的人在骨盆腔腹腔鏡檢查中並沒有發現任何的病灶，這些人中若做痛覺神經的截斷也可以達到八、九成的有效治療效果，但對於沒有辦法利用神經截斷來減少疼痛的患者，是否一籌莫展了呢？幸好還有一個方式，就是考慮做子宮全切除手術，聽起來慢性骨盆腔疼痛與子宮全切除手術是兩碼子的事情，但我們可以發現，在美國行子宮全切除手術的人有12％是因爲慢性骨盆腔疼痛而行此手術的，也就是說美國每年有七十萬例的子宮全切除手術，其中有將近八萬名以上的患者是因爲慢性骨盆腔疼痛而接受此手術。根據史脫夫醫師的報告，五百例沒有明顯子宮病灶，卻因慢性骨盆腔疼痛而接受子宮全切除手術的患者中，可以發現有75％的人不再有骨盆腔疼痛的問題，不過卻仍有25％的人仍有骨盆腔疼痛的問題，因此對於慢性骨盆腔疼痛的人而言，子宮全切除手術也是一個選擇的方式，在近代還有更多利用子宮全切除手術來治療骨盆腔疼痛的報告，有些報告其治療效果甚至可以達90％，因此對於慢性骨盆腔疼痛而藥石罔效的婦

女，子宮全切除也是一個可以施行的辦法。目前子宮全切除手術可以利用腹腔鏡來完成，也就是肚臍切開一個一公分傷口放入腹腔鏡，再在下腹部切開兩個〇．五公分的傷口放入套管後，將器械放入，在腹腔鏡的觀察之下可以仔細的將與子宮腔相連的腹腔血管予以切開撥離，再利用陰道手術將子宮移除體外，最後利用腹腔鏡檢查腹內，讓整個骨盆腔達到「清清如水」的程度，因爲手術約一個小時左右，而病人住院時間是二到四天，恢復上班大概是兩個星期，因此許多慢性骨盆腔患者寧願「長痛不如短痛」，甘願接受子宮全切除手術。

＊其他狀況的評估不可免

因爲許多骨盆腔疼痛的原因不是單純在婦產科中，因此在做骨盆腔子宮全切除手術來避免疼痛之前，應該先對泌尿道、腸胃道及神經做一徹底的檢查，避免在子宮全切除手術之後病灶仍無法移除，我們從以上的資料發現有10～25％的慢性骨盆腔疼痛婦女，即使做子宮全切除手術後仍有疼痛的現象，更重要的，也有相當多的婦女有感情、婚

姻、事業上的困擾，也會有身體的不適，甚至有些人本身是焦慮症的患者，表現出的症狀往往是慢性骨盆腔疼痛，因此對於自己身體的狀況應先做評估，瞭解自己是否心緒不穩定、食慾大增或大減、體重減輕或過量、無法入睡、對自己失去價值感等等，對於有這些類似精神上較憂鬱的人，應先做精神上的評估再考慮是否做子宮全切除手術。

❖　❖　❖

慢性骨盆腔疼痛困擾了相當多的婦女，這疼痛讓許多人無法專注於工作，有些人甚至長時間躺在床上，也有許多人在一個月中可能有一半的時間都感覺有下腹部的疼痛，使用止痛藥的治療卻往往沒有成效，使自己對自己失去了信心，也失去了對家庭及工作的熱愛。遇到這種情況時，確實的找出原因是最重要的，腹腔鏡檢查可以找出四分之三的病灶，包括子宮內膜異位、子宮肌瘤、沾粘等因素，甚至目前內視鏡手術的發達也可以幫忙找盲腸炎、憩室炎等等的問題，因此有慢性骨盆腔疼痛的人，腹腔鏡檢查順便手術是最好的選擇，若這些方式仍無法解除疼痛，子宮全切除手術可能就是最終的方式，但是接受此方式需做好考量，因爲做此手術後就代表沒有孕育胎兒的能力了。

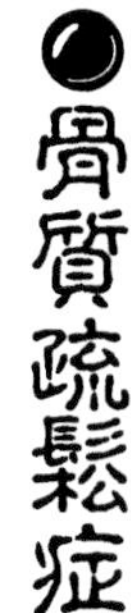

骨質疏鬆症

國際學者在一九九三年時對於骨質疏鬆的定義達成一個共識，就是全身骨骼的質量減少及骨骼微細結構發生破壞，使骨骼脆度增加，並導致骨骼骨折的疾病稱為骨質疏鬆症。這是一種最常見的骨骼代謝疾病，主要由多種病因造成骨質質量的減少，使得構造破壞而產生骨折，骨折看起來似乎是一個小問題，但是因骨質疏鬆所相伴而來的骨折及引起的併發症都是老人最大的致死原因，因此骨質疏鬆是當前一個相當重要的課題。

根據統計在美國約有15％更年期後的女性以及35％六十五歲以上的女性有骨質疏鬆的問題。在台灣，髖骨發生骨折的機會則是六十五歲每年有三百五十人；七十歲的老人約有八百人；七十五歲時接近一千人；而八十歲以上的人則約二千人，因此骨質疏鬆的

疾病不管是在台灣或是美國都占有一相當大的重要性，在美國，每年約有一百五十萬人有骨折的現象，而脊椎骨折約占40％；髖骨骨折約占20％；手腕部分的骨折約占15％。在台灣，脊椎骨折由於是因爲重力壓迫或是變化姿勢所造成的，因爲是緩慢發生不會引起疼痛，所以眞正的發生機率並不容易統計。台北市調查六十五歲以上，約有9.8％的女性及12.5％的男性有髖骨與脊椎骨的骨折；在三十三至四十四歲女性中，每十萬人有一百一十二人，男性則爲五十六人有前臂圓端的骨折；八十歲以上的女性發生率十萬人有五百九十三人，男性僅有七十八人，所以男性的前臂圓端骨折並沒有隨年齡而增大，相對的，女性在五十至六十歲時則是骨折發生的高峰期。

＊對於骨質疏鬆症該如何檢查呢？

1. 傳統的X光檢查：這種檢查在骨質含量減少30～40％時或發生骨折時才能顯示出問題，因此靈敏度與準確度是不足以診斷骨質疏鬆症的。
2. 單光子與雙光子吸收檢定：單光子是利用碘125的能量光子檢查骨質密度，雙光子

是利用鎘一百五十三所釋放的能量來檢查骨質密度，雖然診斷價值不錯，但因爲半衰期及穩定性的問題，比較少人使用。

3. 定量電腦斷層檢查：是利用X光數值與不同密度的參考來做比較，所以其準確度相當高，但是因爲成本高因此較少使用。

4. 超音波檢查：可以利用超音波寬頻的衰減率來測量骨質密度、微細骨質密度及其彈性，因爲它具有非侵害性及非輻射、低成本，而且可以提供骨質密度以及結構訊息，所以目前廣泛的被採用，所偵測的部位常常是腳跟骨、餘骨、脛骨的地方。

5. 雙能量X光吸收儀（DXA）：這是借助放射性同位素不同能量的X光在骨質及軟骨組織的穿透度來測量單位平面積礦物質含量，常用每平方公分多少公克來表示其骨質密度，可以用來測量全身的骨骼，也可以用來測量腰椎、髖骨以及前臂，這種儀器輻射量少、誤差值小，所以是相當受歡迎的檢查儀器。

以上五種是可以用來適當預防及治療追蹤骨質疏鬆的有用偵測方式，另外也可以利用骨質分解的指標，例如鹼性磷酸酶、骨鈣素或是D型全膠原蛋白之碳及氮端的原胜肽等等其他酵素。

*骨質疏鬆的成因

原發性

1.停經後的骨質疏鬆症第一型：通常發生在女性，其特點是骨折好發在海綿骨的地方，例如脊椎骨及遠端的饒骨，因爲雌性素可以直接刺激抑制破骨細胞的活性，並誘發刺激破骨細胞，因此停經後荷爾蒙缺乏造成骨骼快速的流失，所以海綿骨流失比密質骨快，而引起骨質疏鬆。

2.老人性的骨質疏鬆症第二型：好發在七十歲以上的男性或女性，主要是因爲老化過程減少維他命D的吸收，使得血中1,25（OH）2D減少，副甲狀腺增加，雌性素減少，引起代謝的增加而造成骨質疏鬆。

續發性

包括內分泌問題、血液問題、癌症、藥物、遺傳性問題、腸胃問題等等，例如副甲狀腺機能亢進、庫心氏症候等都會有這種現象。

*骨質密度測定如何判讀

首先要瞭解檢測部位的選定，首先必須是小樑骨較多的地方，因爲其代謝較快；其次是容易發生骨質疏鬆的骨折處，因此一般檢視的地方都是腰椎或是股骨脛端或是饒骨遠端與跟骨處，假如用雙能量X光吸收儀（DXA）做檢視，其結果判讀是將目前測定的骨質密度減掉一生中所能達到最高的骨質密度，再除以骨質密度的平均偏差（即與同性別正常年輕人相較），這樣若出現的值是-1以內的話，則有正常的骨質；T值在-1～-2.5之間，則爲骨質缺乏症，T值小於2.5則爲骨質疏鬆症 ，T值小於-2.5並有一個或多個骨折的時候就有嚴重骨質疏鬆的現象。

*復健與骨質疏鬆症

在復健治療上除了適當的休息外，患者仍需要適當的運動，平躺時應在膝下或背部下放小枕頭支撐，側躺時兩膝間夾一個枕頭可以使脊椎附近的肌肉壓力減輕，使背痛得到緩解，另外可以用冷療及熱療，冷療使用於急性疼痛；熱療可以使用在急性期過後，紅外線甚至短波、微波、超音波、水療、電療對治療背痛都有相當功效。對於已經發生骨質喪失的人，也需適當的運動，因爲走路也會對骨骼鈣質吸收有所幫助，運動治療的原則是放鬆治療，就是在熱敷後按摩脊椎附近痙攣的肌肉達到鬆弛的目的，背部腹部下之肌肉也要加強運動，平常注意伸展運動、呼吸運動、有氧運動，例如走路、慢跑、騎單車，這樣可以保留骨質不至於缺失，復健運動的主要位置是在背部軀幹及上下肢，每週二到三次，一次十至四十五分鐘，這樣就可以改善因爲骨質疏鬆造成的背痛或肌肉疼痛。

由於骨質疏鬆症是全身性的疾病問題，會導致低骨質及顯微骨質流失，造成骨折，骨質疏鬆症也往往因為沒有疼痛反而造成高骨折的風險，每一個人都必須瞭解骨質疏鬆或是骨質密度減少的危險性，常常進行追蹤並能夠接受醫師的指導改善骨質疏鬆症，一旦發生骨質疏鬆如何復健也是相當重要的問題，因為大部分患者是可以緩解的，否則一旦骨折會造成急性疼痛，若併隨長期的慢性疼痛，將影響到關節肌肉力量使得體能衰退影響到生活，所以有骨質疏鬆的人應該要立即接受治療以加強骨質密度及肌肉強度，努力維持脊椎的直立排列，並預防跌倒及骨折的可能，如此可能增進中老年後的生活品質與健康。

●子宮脫垂

由於骨盆腔肌肉、肌腱及韌帶在生產後的復原沒有恢復，加上隨著年齡增大，女性

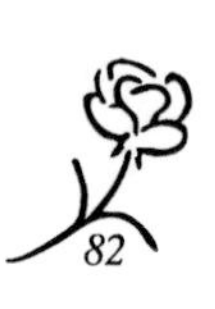

荷爾蒙的逐漸減少，造成骨盆腔肌肉的萎縮及支撐力的不足，就會造成子宮的嚴重下垂，以至於許多婦女年輕時腰酸背痛的狀況就非常嚴重。

＊子宮正常的位置

在正常狀況下，子宮位在骨盆腔中，與磅胱、直腸接連著，正常婦女站立時子宮長軸幾乎呈水平，與陰道呈一直角的狀態，當其骨盆腔的支撐發生減弱或改變時，子宮就無法維持其原來的位置，就會變成子宮「脫垂」或「異位」。

陳太太自從生過第二個小孩之後，常常覺得下腹部有悶痛的現象，有時候也會覺得在下腹部有東西要「掉下去」的感覺，而且不時總是感覺腰酸背痛，整個月下腹部沒有幾天是感覺舒服的，因此到醫院內診，發現陳太太有白帶增加的現象，經診斷是為陰道炎及子宮發炎，要陳太太服用一個星期的藥看看效果如何？

陳太太在服藥中白帶量只有些微的減少，而下腹部的疼痛也有點改善，但是過了兩

個禮拜後，陳太太就發現下腹部悶痛下墜的感覺仍然持續存在，因此又到別家婦產科醫院求診，此次醫師要他閉氣、腹部用力，檢查結果好像有一點子宮下垂的現象，因此建議做一些產後的運動，看看能否改善下垂的現象，但是陳太太的症狀在做運動以後，仍然沒有太大的改善。

近幾天陳太太在洗澡的時候，檢查下體發現在陰道中似乎有一硬硬的東西存在，感覺到在陰道旁有相當多的皺褶，因此陳太太相當擔心，再到婦產科醫院檢查，我們幫她內診，發現到陳太太的子宮有一度到二度的脫垂現象，所以陳太太會有下腹部疼痛或是下腹部下墜的沈重感覺，有時候還伴隨著背痛，因此我們建議陳太太先做「凱格爾運動」看看能否改善，過一陣子後，因為症狀仍然持續存在，所以陳太太要求做進一步的治療，我們建議她做腹腔鏡子宮的懸吊術後，整個子宮即恢復正常的位置，陳太太的腰酸背痛下墜感也全部消失了。

*子宮的支撐

子宮最主要由下面兩種構造支持，第一是骨盆腔底部的肌肉，其最強而有力的就是提肛肌，子宮就是很穩當的固定在提肛肌中，假如提肛肌脆弱的話，那就會造成子宮的下垂。提肛肌表面有很多的肌腱，其中有主韌帶、潤韌帶及子宮骶骨韌帶，這些韌帶中，子宮的圓韌帶及擴韌帶，本身對於非懷孕期子宮位置的支撐是相當微弱的，最主要的還是靠子宮骶骨韌帶來支撐，因此在生產或骨盆腔創傷時，會造成子宮骶骨韌帶或是骨盆腔底的主韌帶有所損傷，子宮維持在骨盆腔內的位置就會發生改變，逐漸脫出到骨盆腔外而形成脫垂的現象。

*子宮脫垂的分級

爲了讓在醫學上的處理及治療有所根據，我們把子宮脫垂分爲三級，第一級是脫垂

的子宮頸的位置尚在陰道口內，我們稱爲「第一度的脫垂」。子宮頸在接近陰道入口的地方，我們稱爲「第二度脫垂」，當子宮頸脫出陰道口，稱爲「第三度脫垂」。另外假如有一些人已經接受子宮全切除，此時的脫垂可能是陰道的脫出，我們稱爲陰道穹隆的脫出。

*子宮脫垂的症狀

子宮脫垂的症狀因人而異，我們常常看到年紀頗大的婦女，子宮已經完全的脫出，但是其本身的感覺只是走路不便，並沒有什麼其他不適的現象，但是很多年輕懷孕過的婦女，卻會發現稍微子宮的脫垂，竟造成相當嚴重的下腹下墜感及腰酸背痛的現象，因此子宮脫垂所引發的症狀因人而有相當大的差異，一般來說，子宮脫垂常常並不僅是單純子宮的脫垂，而是會包含著其他的骨盆腔周圍構造的脫垂，例如有膀胱的脫垂、直腸的脫垂，因此有時這些脫垂所引起的併發症，都是看本身脫垂的複雜性而定的。

有脫垂症狀的患者，醫師在內診時讓患者平躺，往往會發現不到子宮脫垂的現象，

因為此時的子宮一度及二度脫垂都會少了腹壓而自動的回收回去，所以有經驗的醫師會讓患者閉氣，然後做下腹用力的動作，此時若是子宮脫垂的患者，我們可以發現因為子宮頂受到腹部壓力而逐漸被頂出骨盆腔，在外陰部形成突起，有膀胱脫垂或是直腸的脫垂；也可以發現有相當明顯的膀胱及直腸向陰道的突起，此時我們就可以將所有的問題一併診斷出而同時治療。

＊治療的方式

內科療法

1. 荷爾蒙補充法：對於更年期以後，因為女性荷爾蒙逐漸減少，造成骨盆腔肌肉及肌腱的張力減弱，以至造成子宮及膀胱或是直腸脫垂，我們可以給予女性荷爾蒙的補充，可以讓骨盆腔的肌肉及會陰部恢復原有的彈性，增強肌肉的力量，所以可以矯正部分的骨盆腔鬆弛及子宮脫垂的患者。

2. 凱格爾運動：凱格爾運動本身就是一個閉氣的提肛肌收縮運動，運動本身有加強提肛肌肉張力的能力，藉著持續不斷的提肛運動，讓提肛肌的肌肉肥大，可以減緩或減少因為肌腱脆弱而造成子宮脫垂。

外科療法

1. 子宮全切除手術：對於已經成家、超過四十歲的婦女，子宮全切除可能是一種較為根本的治療方式，因為以上的內科療法或是運動療法，治療的程度還是有限，對於有嚴重脫垂的女性，最好的方式就是利用陰道做子宮全切除術，或是經由腹部子宮全切除術，將脫垂的子宮予以切除，可以順道由陰道來做膀胱及直腸的修補，以一併將伴隨子宮脫垂的膀胱脫垂改善過來。

2. 曼徹斯特的手術：此手術方法主要是將子宮頸截斷，再將子宮頸的韌帶予以縫合，可以改善子宮脫垂的現象，不過因為手術的合併症相當多，因此目前已經很少使用。

3. 陰道的閉合手術：陰道閉合手術就是我們可以將子宮極度脫垂的病人，將陰道的

前後壁予以切開縫合，如此造成陰道的阻塞，就避免了子宮及膀胱、直腸脫垂到陰道中，但其副作用就是做此手術後，婦女變成沒有陰道，但是子宮頸及子宮本身仍然存在，子宮頸癌及子宮內膜癌的發生機率仍然還是存在，且能受到荷爾蒙刺激而作用時，就容易造成子宮腔內的積血，甚至是子宮頸癌要到明顯阻塞性病變時才會被發現，因此此種手術除了已經極度年紀大而且不適合做手術使用外，一般來講已經很少使用。

4. 最新腹腔鏡手術：對於子宮脫垂的患者，年紀較大的子宮脫垂患者，我們可以利用腹腔鏡做子宮全切除手術，同時對於膀胱直腸脫垂的患者，可以同時進行經陰道的整形手術；對於年輕的患者，可以利用腹腔鏡做一個子宮圓韌帶的懸吊手術，把子宮圓韌帶懸吊在腹直肌的筋膜上，就可以讓子宮的脫垂程度矯正過來，也可以減少子宮後屈的人因爲子宮後屈壓迫到脊椎造成腰酸背痛的情況。目前腹腔鏡手術十分發達，腹腔鏡醫師有更多的能力來做其他的懸吊手術，例如子宮脫垂的人，醫師也可以利用腹腔鏡來做會陰穹隆或是子宮頸骶骨的懸吊手術，或是可以做陰道旁組織的縫合，減低了因爲陰道本身構造缺陷所引起的子宮脫垂及膀

胱脫垂的狀況。

*膀胱、直腸脫垂

隨著工商醫藥的發達，台灣逐漸步入老年人口，又由於近代婦女本身運動量逐漸減少，加上產後可以好好坐月子的時間，也相對的減少，因此近代婦女骨盆腔肌肉的支撐力不足，是一個相當明顯的問題。在膀胱支撐力不足，造成膀胱頸角度的喪失，會造成應力性的尿失禁，讓許多年輕的婦女在咳嗽或用力時會有尿漏的現象。而骨盆腔肌肉、肌腱及韌帶在生產後的復原沒有恢復，加上隨著年齡增大女性荷爾蒙的逐漸減少，造成骨盆腔肌肉的萎縮及支撐力的不足，就會造成子宮的嚴重下垂，以至於許多婦女年輕時腰酸背痛的狀況就非常嚴重。

更有一些人因爲在生產時比較嚴重的會陰部撕裂傷，造成陰道處有明顯的直腸突出，解大便時也常有解不乾淨的現象發生，就是所謂的直腸脫垂。因此骨盆腔的強度上，骨盆腔支撐的障礙在近代對婦女造成嚴重的困擾。至於子宮脫垂的婦女在自我檢查

時，會很容易觸及到子宮頸口，身體上會出現腰酸背痛或是白帶增加的現象，就要有這種警覺。內科的療法最好就是使用「凱格爾運動」，以增加骨盆腔的支撐力量，倘若內科方式都沒有辦法改善時，利用腹腔鏡做一子宮懸吊術可能就是最好的選擇，因爲其傷口只有幾個一公分的傷口而已，但對於症狀的改善有相當的幫助；但是對於已經完成了家庭或是有其他骨盆腔疾病的婦女，利用腹腔鏡做子宮全切除手術，順便做整個會陰的懸吊手術，是最好的方法，因爲這種手術本身的恢復很快，以及對骨盆腔的重建有相當的幫助，千萬不要一拖再拖，到已有後遺症時才想到求醫，這時治療手術就麻煩多了。

陰道脫垂

陰道深藏在身體內部，會發生脫垂眞令人難以置信，但生產、受傷及老化卻都讓陰

道發生脫垂，隨著老年人口的增加，有愈來愈多的人受此困擾，但卻又往往不敢啓齒告訴家人。事實上，近年來利用內視鏡藉幾個小傷口進行骨盆腔的整復手術，效果卓著，將近九成以上的陰道脫垂可以因此治癒，因此有此困擾的婦女實在不用諱疾忌醫了。

*陰道生理概況

女性的生殖器官由外面看得到的，稱爲外生殖器，包括有處女膜、陰道、尿道口、大陰唇、小陰唇以及陰蒂等等，一般較注意的可能是陰蒂及處女膜，但陰道卻是這些組織中最重要且最易出「差錯」者，陰道位於處女膜的內面，假如沒有性行爲的話，陰道往往「難見天日」，但是「難見天日」的器官也會脫垂出陰道口，在處女膜外可以觸摸得到，甚至在嚴重情況之下，會外翻到外陰部外面，眞是令人覺得相當驚訝，爲什麼深藏在裏面的陰道會有脫垂的現象？其實女性的陰道是一個相當神奇的組織，平時緊閉狹窄，但在臨盆生小孩時卻會變得相當的寬大，陰道藉一些結締組織將陰道本身利用陰道的頂端與子宮頸相連接，並藉著主韌帶與骶骨韌帶將子宮與陰道維持在骨盆腔正常的位

置，由於陰道是由環狀縐折、有韌性的肌肉所形成的，因此有相當的韌性，分娩時直徑可以擴充到八、九公分，讓胎兒能順利的分娩下來，不過，雖然陰道本身有較大的韌性，但對於繫著陰道的韌帶就比較沒有彈性，容易受到傷害，當年齡增加使骨盆腔肌肉支撐力減弱，再加上以往韌帶的受傷或是因爲生產時拉扯而變得脆弱或變得較無力時，就會產生陰道的脫垂，不過陰道的脫垂常是伴隨著子宮全切除才發生，否則大多是子宮及膀胱直腸脫垂，根據統計，在子宮全切除之後，有2～43％的人會有陰道脫垂的現象，所以，陰道脫垂最主要也是因爲它支撐的組織的脆弱，骨盆腔肌肉神經的破壞而引起。

＊哪種手術較易發生陰道脫垂？

除了因年齡增大，自然支稱力量消失造成子宮脫垂外，子宮全切除後最易造成陰道脫垂。所有的子宮切除手術中，大約有七成左右是經由腹部手術，也就是打開肚子，一層一層的切開皮膚、肌肉，再將子宮旁邊的韌帶切開後，拿出子宮。另外不到20％的子

宮全切除是經由陰道，像分娩孩子的方式將子宮移出，目前由於內視鏡手術的發達，逐漸有大量的手術是經由腹腔鏡來完成，我們可以利用腹腔鏡，將主要韌帶在手術時予以切開，最後再經由陰道把子宮移出。這幾種手術中哪一種較容易發生子宮切除後的陰道脫垂？由於這些手術的適用對象並不完全一樣，因此很難比較，由腹部手術及經陰道手術發生陰道脫垂的數目是相當的，不過，腹部手術是經陰道手術的三倍以上，可見陰道手術較容易有陰道脫垂的現象，不過，話說回來，子宮脫垂或是膀胱直腸脫垂本身才是陰道子宮切除的適應症，當然，已經有脫垂者又沒經過特別的懸吊處理，採用駝鳥政策，只是切除子宮，當然會再發生陰道脫垂。也就是說子宮脫垂時若沒有加陰道脫垂的預防措施，則更容易有術後陰道脫垂的可能。當然，若一些原本子宮未脫垂，但隨著年齡增大、骨盆鬆弛而發生陰道脫垂，不論用那種方法手術，這些手術後的發生率是相當的。

*陰道脫垂的症狀

近來由於對生活品質的需求增加，因此子宮病變行子宮全切除手術的人也有逐漸增加的現象，在二、三十年前做子宮全切除手術的人，最近也逐漸步入老年期，手術的創傷再加上荷爾蒙的缺少後，因此有越來越多的陰道脫垂的病人，到底陰道脫垂會有什麼症狀呢？主要是會有陰道異物突出的現象，有些人無法久站，解尿時無法順利或解不乾淨，也有人有便秘或是背部疼痛的現象，有人沒有辦法行房，因爲主要行房的器官——陰道，跑到身體的外面，嚴重的，陰道長期在外面摩擦產生潰爛的現象，而更嚴重的，也可能造成腸阻塞的現象，可見陰道脫垂的症狀相當多，較嚴重的陰道脫垂自己或醫師

陰道脫垂之症狀

位置	症狀
生殖道	異位脫垂
泌尿道	解尿不順、解不乾淨、緊尿
腸胃道	便秘、腸阻塞
肌肉神經	背痛、腰酸
性行爲	行房困難、陰道乾燥、潰爛

一看就知道，較輕微卻有症狀者，可以自己在浴室洗澡時蹲下來，腹部稍微用力就會感覺下體有東西膨出，這就是陰道脫垂；當然，上婦科檢查台，行閉氣腹部用力，有陰道脫垂者就會膨出陰道，醫師也可以明確診斷出了。

*治療的方式

會陰修補是開錯刀了

以往對骨盆腔的解剖學還有它整個懸吊及支撐系統不甚瞭解，因此以往在手術治療方面大致都採用會陰部的整形手術，就是將陰道的黏膜組織予以部分切除後再重新縫合，或是將會陰體的地方做一些縫合的手術，來治療陰道脫垂的情況，事實上陰道本身懸吊的地方並不是在會陰部，因此這些錯誤的示範好比從前掛蚊帳時將四個角分別繫至較高的位置，才有空間在蚊帳中睡覺，但若將四個角繫在極低的位置上或僅將四個角拉緊，還是沒有辦法有足夠的空間睡覺，因此以往的陰道修補術只是在四周縫縫補補，對於陰道的懸吊並沒有幫助，所以以往許多的患者容易在修補不到半年，就產生明顯的症

狀而又復發，就是這個原因，目前此種手術方法已被摒除了。

坐骨骶骨韌帶的懸吊

對於陰道脫垂的人而言，比較簡單的方式是從陰道的地方做坐骨骶骨韌帶與陰道的懸吊，這是在一九五一年就被提出，但藉著藍迪爾及尼古拉斯的大力鼓吹後，這個手術才逐漸受到重視，這種手術是經由陰道打開陰道至坐骨脊的通道，將陰道利用縫線把它固定到骨盆腔底部坐骨骶骨韌帶的地方，這樣就可以讓陰道頂部能確實拉高在一定的位置上，可以避免陰道的塌陷，根據大量的文獻報告，追蹤的時間長達八年，失敗率從3～14％，可見它的成功率至少可以達到86％，因此這是一個相當有效的方法，但不幸的是，有一些報告指出，在做完這些手術後容易有膀胱脫垂，曾有報告稱有92％的人會有膀胱脫垂甚至尿失禁的現象，因此做這種手術前，尿路的檢查是不可避免的。否則挖東牆補西牆的方式，最後還是會東漏西漏，所以手術方式的選擇很重要。

陰道縫合手術

陰道縫合手術是力佛先生所發明的，他將陰道的前後壁縫合起來，但是這種手術會

造成無法行房的現象，因爲將陰道完全閉合，違反人性的需求，且效果亦有限，因此目前較少使用，只使用在重病的妥協性的治療才用。

開腹修補也可以

有人提出可以利用打開肚子的方式，將骶骨韌帶與陰道用補綴方式縫合，也就是將人工的網子把這兩個部分予以接合，這樣就可以讓陰道固定在骶骨的地方，陰道也就不會發生脫垂的現象，也由於有這個補綴加強骨盆腔的張力，也減少了腸脫垂的可能性，但是它最大的缺點是必須開腹，而這一、二十公分的傷口就爲了補綴，且在骶骨陰道縫合時，若沒有很高超的技術，會發生大量出血的現象，因此使用的人就逐漸減少，也有人報告將會陰部及開腹修補同時進行，不過這兩種方式同時進行並沒有特別的幫助。

腹腔鏡手術很好用

近來由於腹腔鏡手術的發展，已經取代了大部分的開腹手術，同樣的，爲了避免如此大的傷口，可以改爲由腹腔鏡來執行，可以利用幾個小傷口的方式將其補綴在陰道及骶骨之間，補綴的方式與原先開腹手術的方式一樣，只不過是將開腹的步驟改成腹腔鏡

手術。長庚醫院近幾年來利用腹腔鏡手術幫病人做手術，發現病人由開腹手術住院六天，到腹腔鏡手術只要三天的住院時間，顯然有相當大的好處，而且更重要的是因爲有很好的止血，因此不怕有感染的情況發生或是大量出血的可能性，此種手術的可能性也高達九成以上，因此利用內視鏡來做陰道脫垂的手術是相當可行的。

由於骨盆腔的鬆弛往往不只是陰道的脫垂，常常合併有骨盆腔膀胱或直腸的脫垂，單純的做會陰部的修補對陰道的脫垂是沒有用的，相同的，單純的做前陰道壁的修補或許可以矯正20％膀胱脫垂的病人，但對其他80％的人卻沒有效，對於陰道脫垂的患者更是沒有效果，因此利用腹腔鏡將整個骨盆腔異常的現象做完整的整理已經是目前的趨勢，因爲內視鏡手術能將整個脫垂做骶骨陰道的補綴，對於膀胱的脫垂也可以利用腹腔鏡，將膀胱脫垂的地方懸吊在正常的骨盆腔側壁上面，這樣就可以有效的做陰道及膀胱的矯治，因此陰道脫垂的患者可不能再隨隨便便的修補，這樣的修補不但沒有效果，可能還會捅出更大的洞來。

先天生殖道異常篇

●陰道中膈

女性的生殖道本身是由兩個管狀的生殖道所形成，上方會形成輸卵管；中段的地方會形成子宮；下段會形成子宮頸及部分陰道，再藉著泌尿生殖竇的發展，兩者形成完整的女性生殖器官，倘若在生殖器官的發育中有任何異常的話，就會產生生殖道的問題，最常見的有：

1. 生殖道沒有融合：因此這些人會有兩套的子宮、子宮頸、陰道。
2. 子宮中膈沒有被吸收：兩側的生殖管會合形成子宮腔，但是兩個管子接觸的地方會逐漸被吸收而形成一個子宮空腔，有一些人並沒有將中膈吸收，因此可能會有子宮、子宮頸或陰道中膈的情形發生。

3.生殖道形成不全：在胚胎時期生殖道應該在腹腔中藉著往下延伸跟生殖竇會合，發展出生殖器官，但有時在發育當中無法延伸而沒有子宮、輸卵管、子宮頸或陰道的發生。

陳太太，今年三十三歲，已經生過兩個小孩，兩次生產均為剖腹生產，近來發現自己的白帶頗多，因此她除了每天多次的淋浴外，又在藥房買不少的婦女清潔用品，刻意地去灌洗陰道，但是白帶的情況不但沒有轉好，而且每次與先生同房時，先生總覺得她的味道有點像是鄉下「豬舍」的臭味，而覺得渾身不舒服，但陳太太只是自覺白帶頗多，並不覺得有惡臭味，也因為如此雙方愈鬧愈僵，先生坦白的說行房後聞到這股異味會覺得噁心，但太太總覺得先生有外遇，每次行房時總是東挑西嫌的，是不是已經變心了，夫妻冷戰一陣子後，陳太大發現即使不行房時好像真的有廁所的味道，因此她到婦產科做檢查，看第一家診所時，醫師僅拿陰道栓劑治療，但情形並沒有改善，因此再到

第二家婦產科做檢查，仍然被告知是陰道發炎，除了給予陰道栓劑外又多加了口服抗生素治療，幾個月後仍沒有療效，因此再到醫學中心來接受檢查，在檢查時我們發現其分泌物的味道的確不大對勁，有點像糞便的味道，當我們再仔細觀察時，終於在陰道的側壁上發現小小的破口（不到○·一公分），而且正有一些黃色的分泌物滲出來，確定了病源所在。

經過一系列的檢查，先把生產時因裂傷而造成大腸陰道婁管的可能性去除後，我們懷疑可能有封閉性的陰道中膈，於是幫她安排子宮鏡的檢查，檢查時發現這位陳太太不僅陰道有封閉性中膈，連子宮頸也有中膈，但子宮腔卻是正常的，難怪她的前兩胎都難產而需剖腹生產，也由於封

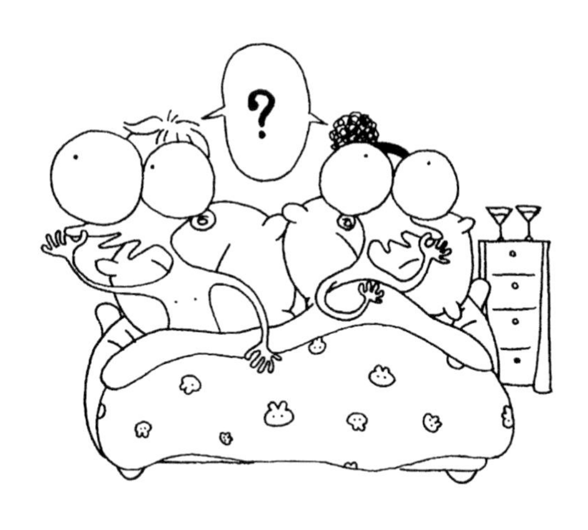

閉性是在陰道及子宮頸，因此剖腹生產時醫師並沒有發現，直到最近因為經血流到另半邊陰道，又產生感染，才有症狀的發生，因此我們斷定此為雙陰道，雙子宮頸，但雙陰道中有一側封閉且有婁管，我們順利的利用子宮鏡將陰道中膈切除，讓陰道合一，當天患者就出院了，聽說從此以後夫妻倆就過著「如魚得水」的生活，不再為「性事」而爭吵了。

*陰道分泌物多有沒有問題？

其實，正常的婦女都會有分泌物，俗稱白帶，它的作用在保護陰道，避免陰道過於乾燥，而正常的白帶是無色、無味、無刺激性的乳白液體，它們的量因人而異，一般而言，其分泌量僅是以潤濕陰道而不致沾濕內褲，但青春期及接近排卵日時會有較多的分泌物，因此自行觀察衡量，訂出屬於自己的標準就可，不必硬行訂出標準量。

至於過多的分泌造成白帶、赤帶，就要探討其發生的原因，通常最常見的原因就是感染性陰道炎，當然也可能是正常生理性的白帶及惡性腫瘤刺激造成的白帶。如果分泌物中帶有刺鼻惡臭及黃綠色泡沫狀分泌，那麼可能是滴蟲感染；若分泌物中帶有血絲且發生性交後出血，那就要考慮可能是子宮頸癌的發生；像陳太太一樣有「豬舍」的味道，可能是大腸桿菌的作用造成的。

＊陰道中膈常見嗎？

生殖道中的發展異常在婦女中是相當常見的，尤其是在無法順利生產的人中，可以發現有20～25％的人有發育異常的情形；在一般的人口中有1～2％的人有生殖發育的異常；不孕的婦女也有4％的人有生殖道異常；習慣性流產的有10～15％的人有生殖道異常；而陰道中膈就是此類異常其中的一項，因爲兩個生殖管會合成一，在中間的地方必須被吸收，但有些人並沒有辦法吸收而形成兩套的生殖器官，這個病人是在子宮的地方中膈有吸收，但在子宮頸及陰道處卻沒有吸收，而形成雙陰道及雙子宮頸的現象，當然，暢通的雙陰道可能不會造成行房的問題，但懷孕或生產時往往就會有問題了。

*陰道中膈不切除可以嗎？

倘若有兩套的生殖道與生殖器官的話，很多人也可以順利的懷孕生產，但是有些人的受精卵著床在比較萎縮的子宮腔中，往往會造成流產或早產的現象，因此有子宮、子宮頸、陰道中膈或其他生殖道異常者，應視狀況而決定是否行手術，對於沒有症狀而有雙套子宮頸的人，以不手術爲原則，而像案例中的陳太太，因爲有雙子宮頸，卻只有單邊通暢的子宮腔，而右側陰道又是封閉而造成經血的儲積，產生化膿的現象，因此這類的病人就必須以手術加以矯正，倘若不用子宮鏡做檢查，就沒有辦法看清子宮腔中是否有雙套的子宮腔，因此最好的方式就是利用子宮鏡明顯的將陰道中膈去除，至於雙子宮頸但單一子宮腔者，對於未曾懷孕過的人是應該一併去除，以免以後發生難產而要接受剖腹生產才行，對於有左右雙陰道的人，先生當然可以「左右逢源」，但在大部分的案例中，大多行房的位置均在同一個陰道中，而像陳太太右邊阻塞的人，不但先生沒有辦法左右逢源，反而深受其害，黃太太在行房後有豬舍的味道就是大腸桿菌的化膿感染所

造成的，幸好只是局部性，還未釀成敗血症的大禍。

＊如何注意自己身體的保健？

婦女的白帶假如過量的話就可能有一些問題存在，若白帶爲白色豆花狀的凝乳，外部有嚴重的搔癢，就可能是黴菌感染所引起的；若有腥味且者黃綠色的分泌物，外部也有搔癢的情況時，也可能是滴蟲感染所造成的；倘若有腥味且呈乳糜狀的話，就可能是細菌性感染所造成的，因此女性本身應該對自己的分泌物多加觀察，更重要的是日常生活應規律，勿攝取太多的甜食、不要太過勞累以免降低免疫能力，也不要亂吃抗生素，這樣會造成陰道細菌種類的改變，產生嚴重感染的現象，喜歡穿著緊身牛仔褲的人或喜歡做陰道沖洗的人，容易破壞原有嗜酸桿菌所維持的酸鹼度而導致黴菌的增生，因此對於有潔癖的婦女，我們呼籲她們要適可而止，不要做過度的清洗，畢竟，陰道炎也有可能發生在非常「潔身自好」的人身上，更重要的是，一旦發現分泌物量多且有異味時，就不是自己可以保健的了，應趕快就醫，否則骨盆腔的感染、發炎，會引發長期慢性腹

痛，成為揮之不去的夢魘。

●習慣性流產與子宮中膈

所謂習慣性流產就是連續兩次以上，發生在二十週以前的自然流產稱為習慣性流產。在正常的懷孕中，有三成的孕婦會發生脅迫性流產的現象，而終至流產者約占十分之一，也就是十次懷孕中至少會有一個人發生流產，可見流產並不少見，相同的，連續兩次流產的機會，在懷孕中也是相當常見的，約有1％的機會。但是連續三次以上的流產，機會就很低了，所以假如有三次以上的流產，就應該做進一步的檢查。根據統計，40～75％的授精卵在懷孕初期時候就會流產，而產生的症狀只是較大量的月經或延後的週期而已，大多數人是渾然不知的，所以流產在人類的懷孕當中是相當常見的，根據統

計，每一百對的夫妻當中，就將近有一對夫妻有習慣性流產的現象，因此習慣性流產是許多想要懷孕者的夢魘。

陳太太這次是第三次懷孕，前兩次懷孕都在第八週及第十週的時候，胚胎不知道什麼原因而自然流產，這次懷孕已到了第九週，陳太太心裏非常害怕這次會不會跟以往一樣又會有「三長兩短」的情形發生，正在忐忑不安的時候，突然陰道又有不正常的出血發生，因此她到婦產科做檢查，發現這次並沒有自然流產，但卻是一個不正常胚胎，也就是胚囊中看不到胚胎，也看不到胎兒心跳，醫師診斷這是一個萎縮性的胚胎，建議她做手術將胚胎拿掉，陳太太非常傷心，為什麼別人的懷孕是喜事，而她的懷孕卻是悲傷相隨？她有沒有需要做進一步的檢查？到底是什麼原因造成的？由於是習慣性流產，所以醫師建議她做一系列的習慣性流產檢查，終於在子宮鏡下發現她的子宮有中膈，也就是房子「隔間太多」，以致胚胎無法正常著床而造成流產，醫師馬上安排子宮鏡手術切除「違章建築」，隔月陳太太就順利懷孕，且順利產下健康的寶寶了。

*「不明原因」常是習慣性流產的原因

習慣性流產的原因相當多，凡是會影響受精卵的發育、胚胎的著床或是胎盤功能的情形，都有可能會造成流產或是習慣性流產的現象，按照統計，發生原因中最常見習慣性流產的病因依次如下：

1. 不明原因。
2. 內分泌異常。
3. 免疫性疾病。
4. 子宮異常。
5. 染色體異常。
6. 子宮頸閉鎖不全。
7. 其他：如感染等因素。

對於這些原因在統計上或有一些差別，但造成習慣性流產的原因，卻是以不明原因占最多，因此也可以說在習慣性流產中有許多的因素是醫生所不能幫忙，而在所有可以幫忙的因素中，以子宮異常最容易幫忙且最容易見到成效。

*習慣性流產的治療

不明原因

可能是免疫學、基因的問題所造成，但眞正原因目前並不是很清楚，其原因可能超過目前醫學所能檢驗出的障礙。我們也只能要病人多方嘗試看看是否能正常的懷孕，期待老天頒發「安慰獎」鼓勵受苦的夫妻。

染色體異常

根據統計，每一千個胚胎可能有七十個早期的胚胎染色體異常，在經過自然淘汰的結果，到二十週左右可能還有二十個有染色體的異常，這些胚胎有十五個會有自然淘汰

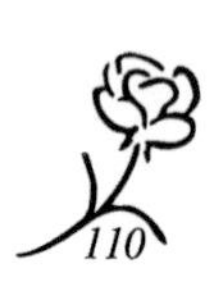

或流產，所以到足月生產時，在一千名中仍有五個有程度不一的染色體異常現象，因此染色體異常可能是早期流產常見的原因。所以有習慣性流產的人，父親與母親染色體的檢查是必須的，或許可以查出異常的染色體，但不幸的是染色體檢查並不能看出基因異常的現象，因此染色體數目正常並不能代表基因是完全正常的，因為藏在其中的基因可能是不正常的，換句話說，外表正常的人不見得就沒生病，更不幸的是，很多的基因（染色體中的基因）會影響到胚胎發育及生長。假如有基因上缺損的時候，就會造成基因發育上的失敗而造成懷孕到中期或某一個時期時死亡，根據統計可能在二〇〇五年時，所有的基因圖譜可能會被解讀出來，因此可能在基因上的一些治療及研究上會有新的突破，此時有基因異常的夫妻或許就有一線生機了。

內分泌不正常的現象

例如甲狀腺分泌過高、過低，泌乳激素過高或是有糖尿病的，也都會有不容易懷孕的現象，這是衆所皆知的。在早期懷孕時，若將老鼠黃體切除，老鼠會有流產的現象，相對的，人體若在懷孕初期的時候沒有足夠的黃體素來保護胚胎的著床，可能會造成流

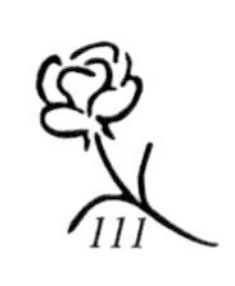

產，因此荷爾蒙不正常也是一個重要的因素，不過，內分泌的異常，如黃體素的不足在不孕症及習慣性流產的治療上，目前是一個較簡單、很容易解決的因素。

子宮頸閉鎖不全

在懷孕中期若有沒有感覺的疼痛，而逐漸地將胎兒分娩而出，就必須懷疑是否有子宮頸閉鎖不全，一旦發生過這種情形，在懷孕早期就必須做內診評估子宮頸是不是有閉鎖不全的現象，若有這種現象，應該在懷孕第十四週到十六週的時候做子宮頸的麥當勞（McDonald）縫合手術，這樣就可以改善子宮頸閉鎖不全的現象。

免疫性的問題

目前對這個探討仍是相當大的課題，可以分成兩個類型。第一個是母親自體免疫所造成的問題；第二個是母親與胎兒之間排斥作用所造成的，在母體的自體免疫造成的問題例如有紅斑性狼瘡或是原發性血小板過少等等有免疫性疾病的人，會有抗體的出現，這些抗體會經由胎盤到胎兒的血液循環中直接或間接破壞胎盤而引起流產、胎兒死亡或妊娠毒血、生長遲滯的現象。對於免疫性問題，目前用阿斯匹靈及類固醇低劑量的使

用，可以抑制血小板的凝聚，可以將懷孕的成功率提高。

子宮異常——最常被忽略的大事

子宮頸的異常包括雙子宮、雙角子宮及子宮中膈所造成的異常，其中子宮中膈最容易造成胚胎著床成長的困難，且造成流產的重要因素，雙子宮及雙角子宮的婦女，大部分仍有正常懷孕的現象，因此對於這些患者，我們必須有臨床問題才做治療。不過，由於有子宮異常的人，占習慣性流產將近一成左右，因此對於有習慣性流產的人，子宮、輸卵管X光攝影或是子宮鏡的檢查是不可忽略的檢查。

＊「子宮違建」易診斷

其實不管在做子宮、輸卵管X光攝影或是子宮鏡的檢查，都可以容易看出子宮的異常，但是要確定診斷就必須要利用子宮鏡及腹腔鏡的檢查才有辦法對這些子宮異常做最正確的診斷。子宮鏡的檢查是利用低張溶液從陰道經過子宮頸將一個〇．三公分左右的

小內視管放置子宮腔內，直接就可以清楚地看到子宮腔內的構造及異常的現象，正常的子宮腔是呈一倒三角形的樣式，在倒三角形的頂端處是兩個輸卵管的出口，由子宮鏡上可以看出這是一個正常的子宮腔。有子宮異常、子宮中膈，在做子宮鏡就可以看出從子宮的頂部延伸下來的中膈（違章的隔間），從子宮底部向下延伸到子宮頸的地方；不完全性的子宮中膈則是未到子宮頸的地方就是完全性子宮中膈，因此從子宮鏡的檢查相當容易可以判別出來。

＊手術要既快又準

手術時在麻醉下利用子宮頸擴張器將子宮擴張到一．二公分，再放入硬式的子宮鏡，附接上電燒系統的電極環，利用控制的子宮腔內壓力控制器及引流管，使子宮腔內可以維持一個正常的張力，也可以讓手術的視野相當清楚，觀察整個子宮及病變處就進行手術將電極的電燒環圈或是手術用的剪刀放進硬式的子宮腔鏡中，將子宮中膈的部分，由子宮頸的地方向子宮底部將中膈切除。一旦我們的器械可以從一邊的輸卵管口順

利移至另一個輸卵管口時，手術就算是完成。由於手術當中若有太大量的切割時，有時候會造成子宮腔的穿孔，另外操作時間過長也可能發生水中毒、大量出血或是空氣栓塞的合併症，因此手術的能力是成功治療之最重要關鍵。

＊子宮中膈治療後的成效

以往子宮中膈的成功報導已相當多，最近根據一九九八年《人類生殖》雜誌，克利葛禮醫師做了五十七例子宮中膈的手術，其中有二十例是原發性的不孕症，二十例是次發性的不孕，有九例是反覆性的流產；其中各有十九、十四、八位的人要懷孕，手術之後，原發性不孕的有十六位懷孕，次發性不孕的人有十八位懷孕；反覆性流產的人有九位懷孕，一共有四十四位懷孕。其中反覆性流產的人在九位中有八位可以得到足月的妊娠；在原發性不孕的人也有62.5％可以得到足月的妊娠，因此可以知道利用子宮鏡做子宮中膈手術，對於這些不孕症及反覆性流產有相當的幫助。

❖ ❖ ❖

反覆性流產是準爸爸媽媽心中相當大的傷痛，但是要找出習慣性流產眞正的病因有時仍然相當困難。根據統計至少有將近一半習慣性流產的患者經過許多詳細的檢查之後，仍沒有辦法告訴母親眞正流產的原因，當然仍有一半的原因是可以避免的，例如有感染症狀的人，要給予抗生素；對於有免疫性問題，可能需要給予類固醇的藥物治療；而子宮腔異常的人在習慣性流產中是最容易做治療的，但卻是最容易被忽略掉的，因此對於習慣性流產，假如沒有做子宮鏡檢查就不算是完整檢查，何況，檢查完後若有子宮異常，就利用子宮鏡迅速有效的矯正，如此下來，反覆性流產的悲劇就不會一幕一幕的重演了。

●雙子宮不等於雙胞胎

有很多人覺得人類有一個子宮，所以一胎產下一個小孩，那麼若有兩個子宮，是否會產下雙胞胎呢？事實上多一個子宮反而常會造成流產及不容易懷孕的現象，因此雙子宮不但不會懷有雙胞胎，反而會有不孕的可能。

有一個十七歲的小女孩每次月經來潮時總覺得下腹部相當的疼痛，本來以為是正常的經痛，但最近發現下腹疼痛的現象不是經期也沒有減輕的現象，而且陰道也有黃色膿狀的分泌物，因此到醫院求診。在求診時我們利用肛診發現有一個相當大的腫瘤在腹腔內，因此安排了超音波檢查，發現這個女孩可能有兩個子宮而且在陰道處也發現有陰道畸形存在，因此我們安排了腹腔鏡的手術，在腹腔鏡與子宮鏡同時檢查時，發現到有雙子宮，卻有一邊子宮頸發育不全，有雙陰道，但也有一邊的陰道發育不全，因此我們利用腹腔鏡做右側的子宮全切除手術，術後也用子宮鏡做右側不通陰道的切除手術，病人在三天後便順利的出院了。

*為什麼會有雙子宮呢？

人類在胚胎形成時，生殖器官及泌尿系統是同時發育的，因此，在月經未來時的那一週就可以發現有原始生殖管往會陰部的地方發育，發育至十週後，兩個原始生殖管便逐漸在下方形成會合，並開始進行兩個管子中間部分的融合，因此到了懷孕二十週時，就可以發現到有兩個輸卵管，一個中空融合完畢的子宮及一個陰道的形成，相對的，若在胚胎發育時期，兩個原始生殖管沒有生長出來，就可能會造成沒有子宮或有部分陰道的殘缺，若原始生殖管沒有再度融合的話，就會造成雙子宮或是雙陰道的可能。假如兩個原始生殖管中間吸收不完全的話，也是會造成子宮中膈或陰道中膈的，因此女性生殖

道異常的種類林林種種相當的多，每個人所表現出來的樣子都不一樣，幸好本身有子宮缺損的機率並不是非常的高，對於沒辦法懷孕的人，我們可以發現大約有4％的人可能有原始生殖管的問題；對於習慣性流產的人，大約有10～15％的人可能有原始生殖管的問題；對於常有婦產科疾病的人，例如常有難產現象、容易有囊腫形成的人，可能有25％的人是原始生殖管的問題，因此原始生殖管的不正常雖然少見，但卻常造成婦女生育的困難，而對母親及胎兒產生傷害。

＊子宮異常的診斷

子宮異常的診斷一般來講，在手術前做出正確診斷的確相當困難，因此大部分的診斷都是在手術當中行手術時才有最正確的診斷方式，目前對於子宮腔異常可以利用下列四種工具做術前診斷。

超音波

超音波是一種非侵襲性的檢查，因此對於痛經嚴重或骨盆腔有腫瘤的少女應該特別注意是否有子宮腔的異常；對於有雙子宮也有雙陰道但並沒有子宮頸的閉鎖時，正常的女孩子只是表現出經量較正常量多，不過在超音波上就可以診斷出雙子宮的現象；假如有子宮腔的阻塞時，患者會有腹部的疼痛或是嚴重經痛的現象，超音波就容易做出診斷，由於超音波是非侵襲性的，因此是一個相當好的術前診斷的工具。

核磁共振掃描或電腦斷層檢查

由於影像電腦系統的發展，使得這些檢

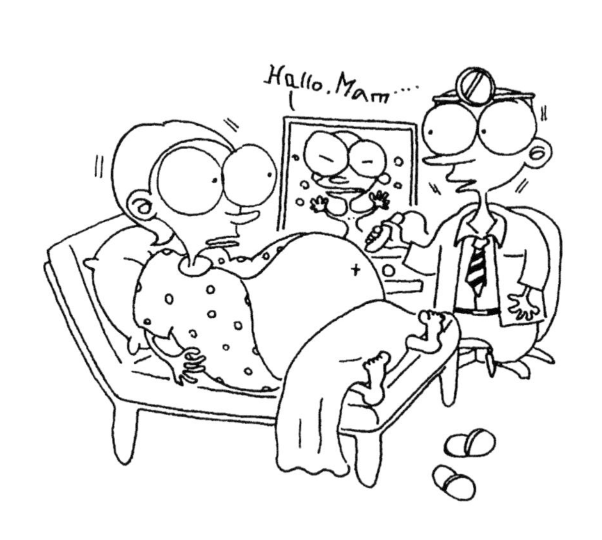

查在短時間內就可以做出診斷，因此對於有子宮腔異常的婦女，電腦斷層或是核磁共振掃描的檢查是不可免的，利用這些檢查才有辦法區分有沒有正常的子宮腔及正常子宮頸或有無陰道閉鎖的現象。一般來講因爲是非侵襲性且有較高的診斷性，因此超音波與核磁共振檢查是做原始生殖管是否正常的必須檢查。

腎盂、腎臟的X光檢查攝影

這種檢查是一種輔助性的檢查，因爲子宮腔異常的患者，由於在發育早期的時候，子宮與腎臟系統的發展是同時進行的，因此有子宮腔異常的人往往會伴隨著腎臟的異常，因此腎盂的X光攝影可以明瞭是否有這方面的異常，以便對於腎臟方面的種種保護工作可以提早進行。

腹腔鏡及子宮鏡的檢查

傳統上腹腔鏡的檢查可以明瞭是否有雙子宮或其他異常，子宮鏡的檢查也可以瞭解是否有子宮腔、子宮頸的異常，但由於近來內視鏡的發展使子宮腔異常的現象大致上都可以用內視鏡手術的方式做處理，因此腹腔鏡及子宮鏡的檢查成爲檢查的最後一線，也

成爲檢查的第一線了。

＊子宮異常的治療法

子宮的異常歸類爲兩種，一種是有正常的子宮頸；一種是沒有正常的子宮頸。對於有雙子宮且有正常的子宮頸，若有不孕症的問題時，傳統上要做開腹手術將兩個子宮切開再重新縫合爲一的手術方式，事實上此種手術方式雖然報告上說可以達到五成到六成的懷孕率，但依我們的經驗，許多雙子宮的患者不需要做任何的治療也可以有很高的成功懷孕機會，而且傳統上對於雙子宮或子宮中膈並沒有很好的界定時，統計學上的數字就會有所差異，也就是統計學上說的話不正確。所以我們認爲對於雙子宮又有正常子宮頸的患者，應該儘可能的先嘗試懷孕，受孕後，注意安胎，甚至做子宮頸的環紮術，這樣就可以了，沒有習慣性流產者並不需要做任何侵襲性的治療。

對於有不正常子宮頸的話，治療是必須的，因爲雙子宮若有一邊的子宮頸發育不全，甚至不發育時，就會造成經血無法流出，像上述案例的患者，產生骨盆腔腫瘤的現

象，更會造成嚴重腹痛。因此對於有不正常子宮頸的雙子宮患者必須在月經來的初期就做完整的手術治療，傳統上的手術方式是採開腹的方式，將子宮予以切除，但目前腹腔鏡手術的發達讓我們可以利用腹腔鏡將子宮發育不全的子宮切除，按造腹腔鏡手術的方式，利用一個兩公分、二至三個〇·五公分的傷口，在通氣的情況下將輸尿管、子宮動脈區分清楚之後，將子宮頸未發育的子宮利用腹腔鏡予以切除，這樣患者就可以避免經痛及腫瘤的發生，並且有順利懷孕的機會了。

❖　❖　❖

子宮的異常有時並不會造成太大的問題，因此有許多子宮腔異常的人並沒有做任何的處理，但是很多習慣性的流產或在生產時有難產的現象，子宮的異常就必須做詳細的評估。根據統計有婦科或產科疾病的婦女，有四分之一的人有子宮異常的現象，對於子宮異常我們就必須詳細的評估是否會對懷孕生育有所影響，對於懷孕有影響的，我們便需要做矯正的手術；對於經血流出有影響，沒有子宮頸的，可能就必須做子宮的切除手術。近來腹腔鏡的發展相當成功，因此對於子宮異常絕大部分都有辦法利用腹腔鏡處理，在腹腔鏡處理的同時，可以利用子宮鏡做輔助診斷，對於子宮陰道的異常可以一次檢查，因此子宮腔異常，內視鏡手術是絕不可或缺的工具。

●無陰道症

人類的生殖系統相當複雜，從胚胎發育時期到出生，若發展中有一些差錯，就會發生生殖道異常的現象，而這些異常也往往是多重性異常，所以發育的不正常往往無法由單一的理論來解釋，所以治療上時常是相當困難，生殖道的異常往往會讓懷孕的母親早產，或胎兒的胎盤著床不良，嚴重時甚至會傷及胎兒，甚至造成母親死亡，由於先天性無陰道症的形成是多重因素造成，與家庭的遺傳較爲無關，也就是不像子宮內膜異位症，家族中許多親戚同時發生，所幸是先天性無陰道症的發生率並不高，每四千名婦女約有一位產下先天性無陰道症的女嬰，而且無陰道的患者更常伴有子宮缺損的問題。

小倩今年二十四歲，雖然從青春期起就沒有月經，但因為外觀均相當正常，而且除此之外並無任何不適，因此她與父母也就不大在意，認為可能到結婚後這種情況就會改善，並未到醫院接受檢查。最近因為與男友的感情穩定，論及婚嫁，有一晚與男朋友第一次性接觸時，卻發現男朋友無法深入，也就是「無門而入」，才發現是不是有陰道上的異常，因此才由母親陪伴前來做檢查，在做檢查時我們發現在外陰部外觀上看不到陰道，倒是在尿道下方有一凹陷，這個地方原來應是形成陰道的地方但是卻沒有陰道形成，經由肛門做內診時也沒有發現膀胱後面有類似子宮這樣的器官在，我們懷疑有先天性無陰道及子宮症，因此安排了一系列的檢查，檢查中也安排腹腔鏡的檢查治療，腹腔鏡檢查時，的確發現是一個缺少陰道及子宮的女性，因此為了要讓她能順利的與先生行房，我們使用腹腔鏡做腹腔鏡腹膜陰道形成手術。手術完後三個月，小倩也快樂的與男友結婚，在回診時也告訴醫師，她先生對於新的陰道感到相當滿意，至於生育的問題，因為她與先生均樂觀的認為現代的年輕人不需要有小孩子的牽累，因此心裏也沒有疙瘩的存在。

陳小妹今年十三歲，尚未有初經來潮，最近常常有下腹部疼痛的現象，剛開始時吃

些止痛藥就好了，但沒想到後來腹痛的情形更加嚴重，肚子也愈有突起的現象，母親覺得一定有問題於是趕快帶女兒就醫檢查，門診檢查時發現沒有明顯的陰道，但肚子卻隆起有懷孕十六週大，進一步超音波檢查時發現子宮積血相當嚴重，且兩側的卵巢長有卵巢瘤，推測原因可能是沒有陰道，因此造成經血無法流出體外，而堆積在子宮腔造成子宮積血，也進而造成卵巢的腫瘤及腹痛的現象。

我們做詳細的超音波與腎臟X光檢查、染色體的檢查，在確定是正常女性且無正常陰道、子宮後，安排做腹腔鏡手術，利用一個一公分與三個〇．五公分的傷口，將卵巢腫瘤取出，從此陳小妹就有正常的月經了。將肚子內腹膜向外移至會陰，再將會陰部、尿道及肛門間重開一個縫隙，造成一個新的陰道口。

＊無陰道症的臨床診斷

無陰道症對小女孩而言是很難做診斷的，因爲小女孩的內生殖器並尚未發育，幸好青春期前的少女，即使是無陰道症，也不至於有太大傷害，所以診斷的時機偏重於進入

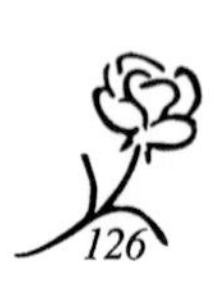

青春期的少女。臨床上發育正常的女孩，卻沒有初經的來潮，且在腹部內也沒有發現有腫瘤的現象，再做內診也無法觸摸到骨盆中內正常子宮、卵巢等器官，此時我們就要懷疑是否有先天性的無陰道症。不過，正確的診斷需要依靠下列的設備才能達成：

1. 超音波檢查：發現並沒有血液存留在骨盆腔內，也沒有發現子宮就可能有先天性無陰道症的現象。
2. 腎盂X光攝影：先天性的無陰道症常伴隨著輸尿管與腎臟的缺損，腎盂攝影可以發現這方面的問題。
3. 腹腔鏡檢查：檢查卵巢、子宮是否「健在」，一般而言，先天性無陰道症的患者會保有正常的卵巢組織，所以在荷爾蒙的檢查上是沒有問題的，但通常是沒子宮的，所以腹腔鏡檢查一目瞭然。
4. 血液的檢查：經由抽血我們可以診斷出荷爾蒙分泌的異常。
5. 染色體的檢查：染色體的異常會造成陰道的形成不良現象，所以抽血的染色體檢查可以鑑別診斷，是否是男生卻對男性荷爾蒙不反應，造成生殖器官女性化的現

象，或是未穿孔的處女膜造成處女膜閉鎖的現象，或者有些女孩有反覆性外陰部的發炎，造成大陰唇的粘連所致，免得手術完後才發現原本是男生，卻幫「他」做了一個陰道的烏龍事件。

6.電腦斷層掃描或核磁共振檢查：這種昂貴但精確的檢查，可以幫助醫師在術前進一步診斷畸形的嚴重度。

＊如何治療先天性的陰道缺損？

一定要讓患者能夠充分的瞭解病況，因爲形成新的陰道在目前醫學這麼先進的情況下，應該沒有太大的問題，但伴隨無子宮症而發生的無法受孕或無經症仍會使患者沒有痊癒的感覺，所以讓患者瞭解病況才能夠更加強手術後患者的接受度及社會婚姻適應度。對於治療方式可以分爲非手術性治療及手術性治療兩種。

非手術性的治療方式

利用「自撐器」自行壓迫在會陰部略爲凹陷的地方，在自撐器的壓迫下，「日以繼夜」的逐漸壓迫，自然就會形成一凹陷而有類似陰道的作用，根據美國Dr. John的統計，利用此種保守性的治療方式，有50％的患者可以達到新陰道的目的；根據另一位醫師——英國愛德蒙先生——的統計也有80％的成功率，不過，新陰道的長度就可能不及手術性來得長，不過，適用就不必太計較長短了。

手術性治療方式

1.開腹方式：

(1)利用麥克恩陰道手術法：利用大腿股部取下皮膚，再到陰道與尿道間處打入一通道，將取得的皮膚縫合在新形成的陰道上，再利用管子支撐就可逐漸形成新的陰道。

(2)羊膜陰道再造手術：羊膜類似皮膚的組織，但可以減少排斥的可能，且增加表面形成的機會，故以前使用頗爲廣泛，但近來由於性氾濫造成性病、愛滋病、

肝炎的急速增加，所以目前已較少人使用。

2.會陰陰道整形術：就是將會陰部的皮膚，編成囊狀，讓行房時男性性器官有足夠的空間與深度進入，缺點爲角度不對，因此會有形房時的「感覺不對」或尿液會處在囊狀中，易有異味的產生。由於「外觀」較不自然且清洗較麻煩，所以也較不被採用。

3.利用腹腔鏡：這是最新發展的手術方式，首先利用一個一公分及兩個〇．五公分的腹腔鏡先檢視腹腔和骨盆腔內的器官，再將膀胱上方及兩側的腹膜做條狀切開以後向外翻，同時在會陰部尿道與肛門之間打出一個空間，再將腹膜往外拉，將腹膜縫合於會陰部的四面，而形成一個新的陰道，之後在新的陰道中放置一個人工的陰莖，放置一星期之後再予以拿出，爲了保持未行房前的通暢性，患者每天在睡覺時放置人工陰莖藉以支撐，至有性行爲後才停止使用。這是目前最新且有效的治療方式。

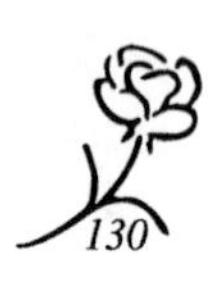

＊腹腔鏡手術成功率高

傳統上對於無陰道症的患者，常常需要接受許多的痛苦才能形成一條新的陰道，例如切一段大腸做假陰道，也有用會陰部的皮膚形成假陰道，這些方式常需要使用開腹或需有較大的傷口才能完成，手術完成之後，常有許多不同的合併症，例如陰道變窄、無法潤滑、結疤或縮窄造成行房上種種的不適應，需接受第二次的手術。若是使用腹腔鏡腹膜陰道形成手術，腹膜可以提供適當的溼度外，也可以利用最小的傷口形成最大的新的陰道，由於不需移植皮膚，所以也沒有皮膚傷口的問題，也可以得到最深的陰道，並減少窄縮的可能性，更具有部分正常陰道的潤滑功用。目前長庚醫院已完成四十例以上無陰道症治療的案例，成功率高達九成以上，因此利用腹腔鏡做陰道整形手術是目前最好的方式之一。

●子宮外孕

正常的受精卵（胚囊）應植床在子宮腔內的子宮內膜中，倘若胚囊植床不在這些地方就稱爲異位妊娠，俗稱爲「子宮外孕」，子宮外孕聽來相當明瞭易懂也相當傳神。95％的子宮外孕大多發生在輸卵管上，但對於子宮肌層的懷孕就比較少見了，最常見的子宮外孕是在輸卵管的壺部，但也可能發生在其他的地方，例如卵巢、腹腔等。

有一位三十歲的婦女已生過一個小孩，因不想再生而在懷孕之後接受子宮搔刮術，也就是所謂的流產手術，在手術後月經一直沒來，直到一個半月後突然發生大量的子宮出血，她趕緊就醫，因為醫師發現子宮收縮不好，因此再度給予子宮內刮搔術及子宮收

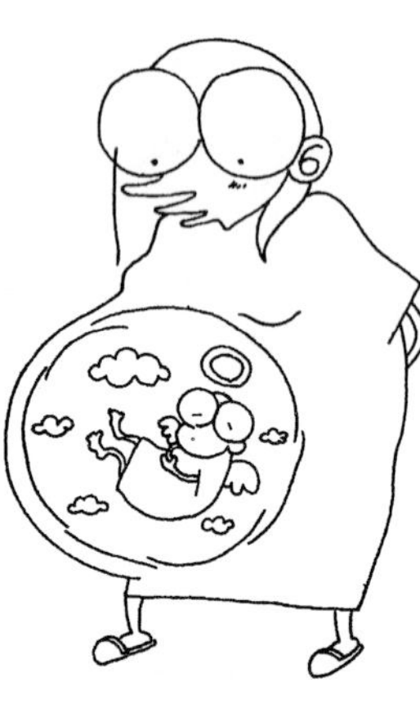

縮劑的使用，但過了一個禮拜之後大量的陰道出血再度產生，因此轉診到本院接受檢查，檢查時發現做懷孕試驗為陽性，即有懷孕的現象，但在超音波檢查中卻無法看出有子宮外孕的跡象，倒是在子宮前壁的地方發現一團相當濃密的腫塊，因此安排了子宮鏡檢查，發現有血塊及殘餘的懷孕組織在其中，我們懷疑是剖腹生產刀疤的問題，安排了腹腔鏡檢查手術之後發現，原來是一個剖腹生產完後疤痕上子宮肌層的地方另一種子宮外孕的產生，因此用腹腔鏡將腫塊移除之後做重新縫合，病人在兩天後便順利出院了。

如上述的這名患者是發生在上次剖腹生產的子宮疤痕上，這倒是世界上相當少見的，不過，這倒提醒大家，子宮外孕會發生在意想不到的地方。

*子宮外孕病例迅速增多

美國在一九七八年時統計發現，每一千次懷孕有九·四次的機會是子宮外孕，而十年後一九八七年統計時，已發現每千次懷孕就有十六·八次的機會是外孕，因此發生率已較十年前多了將近兩倍，細究其原因乃是與懷孕偵測試劑的廣泛使用及陰道超音波的發明有相當的關係，因爲如此靈敏的試劑與靈敏的超音波的使用，使許多極篇早期的子宮外孕都無法逃出「法眼」，因此也喪失了一些原本會自行萎縮而消失的子宮外孕，使得子宮外孕「統統有獎」，一律接受治療，因此增加了外孕的統計比例。

*骨盆腔感染者易子宮外孕

由長庚醫院的統計也發現子宮外孕的個案中，有將近三分之一的婦女有骨盆腔發炎的過去史，可見近年子宮外孕的機率陡升也與近年來骨盆腔感染的人增多有極大的關

聯，按照目前的統計，大約每八十次懷孕就會有一次子宮外孕，因此有過骨盆腔感染的婦女懷孕時，一定要注意有無子宮外孕的現象。

＊子宮外孕的三大臨床症候——腹痛、無月經與臉色蒼白

腹痛可能發生在一側或兩側，甚至是上腹部（胃痛），引起疼痛的原因可能是血液流入腹膜腔，造成腹膜的刺激所導致的。無月經是由於子宮外「孕」，既然有懷孕當然月經可能就不會出現，但比較常見的是斷斷續續少量的黑褐色出血，因此會使人產生「安全感」的假象，以爲月經仍然來潮，而忽略了發生子宮外孕的可能。最後，就是發生了臉色蒼白甚至休克的現象，這是因爲子宮外孕發生輸卵管破裂，以致輸卵管的血管或快或慢的出血，造成低血量性的低血壓，此時若不及早救的話，就很容易因失血過多而休克死亡。

*子宮外孕?子宮內孕?子宮內外孕?

子宮外孕的診斷很容易出現「僞陽性」或「僞陰性」的錯誤，例如早期懷孕又合併有輕微腹痛時，就相當容易被誤診爲子宮外孕（僞陽性），因爲在早期懷孕（四週左右）時，尿液妊娠檢查會發現陽性反應，但超音波檢查卻發現不到子宮腔內胚囊發音的現象，偶爾在卵巢發現有腫大的現象（黃體），因此容易將此腫大的卵巢誤以爲是子宮外孕的地方。至於「僞陰性」，大部分也都是早期妊娠時發生的，因爲早期妊娠超音波檢查時，會因子宮內膜的陰影誤以爲子宮內懷孕而將子宮外孕的可能疏忽了，也有可能因同時有子宮內及子宮外受孕，而超音波證實有子宮內懷孕時，子宮外孕往往就不容易診斷出了。因此近代對於子宮外孕的診斷，除了做尿液人類絨毛激素的定量檢查加上超音波的檢查外，對於有高度懷疑卻又不能確定診斷的病人，均採用腹腔鏡檢查，一旦確定診斷，就同時行腹腔鏡手術去除病灶之所在。

＊治療子宮外孕

子宮外孕早期可以使用抗癌藥物治療，但一旦稍大就只能行外科治療了。使用腹腔鏡手術治療子宮外孕與傳統的手術上並沒有太大的差別，主要是術後的沾粘程度較少，而一年內成功懷孕的機率也比傳統手術高出許多，更重要的是，也由於是利用很小的腹部傷口進行手術，因此絕大部分的病人手術當天都可以出院，減少了住院的需求與心靈的創痛。

輸卵管全切除術

這是最「絕情」的手術法，但也是最安全的手術方法，此種手術將子宮外孕患側的輸卵管完全切除，如此就不必再害怕有殘餘的子宮外孕組織造成「持續性子宮外孕」，但卻也使婦女的生育能力受損，當另一個輸卵管也不通暢時，此婦女就喪失生育能力，而只能求助於試管嬰兒了。因此這種手術通常施行於不想再懷孕，或輸卵管已有極度病

變的患者。

輸卵管部分切除術

此種手術是將罹病側輸卵管的病灶部分切除，如此以後若仍想生育，就可再行接通而懷孕。

輸卵管切開術

這是最人道、最保守的治療方法，此種手術只把輸卵管患側做「線狀」切開，再將其內的胚胎組織去除，再仔細止血。根據統計，此種手術可保留輸卵管的通透性高達80%，因此對以後的懷孕有極大的幫助，因爲有通透良好的輸卵管，就有機會再度懷孕。

輸卵管繖部壓出法

只是用於輸卵管繖部外孕的情形，通常這種情形已接近輸卵管流產，因此只要稍微壓輸卵管的尾部，就可以成功的排除胚胎組織。

子宮間質部器狀切除

少見的子宮外孕就是子宮外孕生長在輸卵管的間質部，即在子宮肌層的地方，一般這些手術行切除手術會有大量的流血，產生手術上的困難而有生命危險，目前由於手術的進步及一些自動縫合機的發展，因此也可以利用腹腔鏡對子宮間質部或子宮肌層的子宮外孕行有效的切除。

剖腹生產疤痕外孕的切除

這是更爲少見的例子，對於子宮結疤處的子宮外孕利用腹腔鏡仔細的止血，適當的縫合也可以將子宮外孕的部分移除，做適當的修補，準備下次懷孕的機會恢復正常，改變以往要將子宮全部拿掉的觀念。

使用腹腔鏡來治療子宮外孕在以往有相當多的限制，但由於麻醉以及開刀設備的進步，所以使用腹腔鏡來治療子宮外孕變成一個極爲有效且安全的方式，根據我們的經驗，除了已接近休克的病人外，絕大部分的子宮外孕都可以利用腹腔鏡來做手術，隨著時代的進步，腹腔鏡的使用可以用一個一公分的傷口、兩個〇·五公分的傷口，或是三

個都是〇．二公分的迷你腹腔鏡，即可以有效的執行子宮外孕的手術，因此子宮外孕的提早發現固然會造成許多不必要子宮外孕的手術，但同時讓許多原本需要做較大根除性子宮外孕手術的人，保有其輸卵管而擁有再度懷孕的機會，因此醫學的進步以及腹腔鏡的發展讓患者可以說是既愛又怕，但最終所得到的效果比原來傳統的手術還要好。

子宮肌瘤篇

●子宮動脈栓塞治療子宮肌瘤——X光導引下

子宮肌瘤是最常見的婦產科的疾病，常常會有經血過多、骨盆腔疼痛或是不孕症及泌尿道系統障礙，根據統計，大約有40～60%的子宮切除的原因是子宮肌瘤所引起，基於想保留子宮的婦女，目前有更多保守性手術的方式來做這方面治療，其中經由導管作動脈栓塞術是最保守的治療。經導管的動脈栓塞術以前在治療動脈畸形、產後大出血、子宮外孕或是絨毛膜疾病、惡性腫瘤等有相當的作用，最近有人提出應用在子宮肌瘤上，而且大部分的報告發現到病人有相當好的治療。

子宮肌瘤栓塞療法是一種較爲創新的治療方式，它是由X光科的醫師在局部麻醉

下，將一條直徑只有1.3的小導管經由右側鼠膝部的股骨動脈，經由外骼、內骼動脈進入子宮動脈，到達提供營養給子宮肌瘤的血管後注入栓塞劑，直到血流停止爲止。根據研究可以發現到對於經血過多或壓迫症狀的人，90％左右的人會有改善，子宮肌瘤縮小50～70％，而且肌瘤壞死後較少生長出來，然而在美國仍可以發現到1％的機會，讓接近停經的婦女產生永久性的停經或是嚴重的子宮感染，需要做子宮全切除手術。在一九八九至一九九九年，美國有四千例的案例中，發現它的副作用一般是可以接受，但是英國Vashisht提出在一九九七年一月至一九九九年一月有二十一個案例爲了治療子宮肌瘤接受雙側子宮動脈結紮的報告，平均爲四十歲，三分之二的病人是因爲嚴重經血過量而治療；三分之一因爲有腹脹的現象，手術之前還有二個月及六個月會做一次的評估，手術追蹤六個月。

結果顯示住院平均天數是二．九天，需要麻醉止痛的平均是二．二五天，有一個病人因爲手術後敗血性休克及多重器官的失效而死亡，沒有其他人罹患感染。有一個病人在手術六個禮拜後因爲極度疼痛，再度住院而給予鴉片類麻醉藥，另外一個病人因爲有八公分子宮體部的肌瘤，在手術後十一個月後懷孕，產前檢查發現胎兒的生長正常，而

且三十八週時分娩出正常的嬰兒。統計發現經血過多者，六成有改善；腹脹者四成有改善。

由此可見一般子宮肌瘤之患者接受子宮動脈結紮對於症狀大致都相當滿意，而它的治療現況很多人都覺得因為症狀改善可以進行正常的工作，在這些治療步驟中並沒有即刻的合併症發現出來，大部分的副作用是栓塞後的疼痛，有些甚至需要麻醉。子宮肌瘤大小在做栓塞前平均是三一〇毫升，兩個月後變成二〇九毫升，六個月之後在變成七七毫升，平均是一一至一六四毫升，顯然是有明顯的改善。

動脈栓塞到目前有超過一千五百例在英國施行，有些死亡的病人在大體解剖時可以發現在骨盆腔靜脈栓塞，因此除了敗血症、肺動脈的栓塞也是需要注意的疾病。長期的治療效果仍未被證實，因為血管栓塞後仍可能會產生子宮動脈的側支循環產生，但是我們要注意的是，骨盆腔中有相當多的血管，因此側支循環可能會隨時達成，影響長期的治療效果。從案例中胎兒的正常懷孕我們可以知道側支循環可能是足夠血液供應胎兒的主要原因，所以長時間的子宮栓塞對子宮肌瘤的效果應該加以研究。

子宮動脈的栓塞似乎提供一個對子宮肌瘤的成功治療方式，雖然可以得到不錯的治

療效果，但是它需要住院以及麻醉需要更長的時間來恢復，而且還有可能的危險性，需要更近一步的研究，所以，我們認爲在確定可以取代原來的外科手術之前，做這種治療的好處是需要追蹤且加以詳細評估的。

●腹腔鏡子宮動脈栓塞術

子宮肌瘤的發生率很高，三十五歲以上的婦女每四至五個人中就有一個人罹患子宮肌瘤，因此很多婦女對於子宮肌瘤有相當的恐懼。但子宮肌瘤是否值得那麼恐懼？是否需要治療？事實上，對於小於五公分沒有症狀的子宮肌瘤並不需要治療，但對於有症狀的子宮肌瘤，且已完成生育的婦女，當然以子宮全切除爲最好的選擇。假如希望保留子宮，可以做腹腔鏡或傳統手術的子宮肌瘤刨出術，目前由於腹腔鏡手術的發展，有許多

手術都可以利用腹腔鏡來完成，從最簡單的子宮外孕到子宮頸癌手術，都可以利用腹腔鏡完成，因此，也有人利用腹腔鏡做子宮動脈栓塞以治療子宮肌瘤。

對於子宮肌瘤的患者是否可以利用腹腔鏡來做子宮動脈栓塞以治療子宮肌瘤，目前仍有相當大的爭議，國外以X光導引之下，利用股骨動脈地方在局部痲醉之後，將導管放入經外骼、內骼動脈進入子宮動脈再打入栓塞劑，以塞住營養子宮肌瘤的動脈，目前有相當好的治療效果，其成功率可以達到八成左右，雖然其中有一些合併症，但不可抹滅的是它仍有治療效果。但目前爲止利用腹腔鏡做子宮動脈栓塞並尚未有長期且大量的報告。在腹腔鏡下利用X光導管做手術既然可行的話，利用腹腔鏡來做手術技術上也一定可行，但假如肌瘤可以利用腹腔鏡做切除時便不需要做栓塞手術，因爲栓塞治療是以縮小肌瘤而不是殲滅肌瘤爲目的，況且栓塞手術有許多的併發症，也比較容易造成慢性腹痛、症狀無法減輕或是肌瘤復發的情形，因此利用腹腔鏡做子宮動脈栓塞術可能比較適行的範圍是，在已進行的腹腔鏡手術中發現無法切除腫瘤，例如多發性子宮肌瘤、較大的子宮肌瘤或骨盆腔嚴重沾粘無法施術時，利用腹腔鏡做子宮動脈的栓塞治療子宮肌瘤則未嘗不可。中華民國婦產科內視鏡醫學會就子宮肌瘤的治療方式，於二〇〇〇年在

國際會議中心做一詳細的檢討，在會中達成共識如下：

1.對於產後大出血或是巨大子宮肌瘤行子宮動脈截斷術，在國外已有多年經驗並有文獻報告。現有文獻報告多為放射診斷科醫師在X光導引下，經置入動脈導管施打栓塞劑以阻斷子宮動脈血流的方法，以使子宮肌瘤縮小或治療產後出血，效果不錯，一般有70～80％成功率，是值得吾人密切注意的醫學進展。

2.就子宮肌瘤而言，比較現有的這兩種治療方法：以X光導引經子宮動脈截斷術的優點是不必手術，不需全身麻醉，較為非侵襲性且效果不錯。缺點則為僅具症狀治療，並未切除及取出肌瘤，長期療效及復發率未明。而現有之腹腔鏡肌瘤切除術則可確實切除及取出肌瘤，缺點為需全身麻醉，並有腹部數個小傷口，稍較X光方式有侵襲性，而且少數多發性肌瘤個案似有復發之慮。

3.但是若將現有之X光導引子宮動脈截斷術改以腹腔鏡行子宮動脈截斷術則不但仍需全身麻醉，加上已有腹部傷口，不切除及取出肌瘤而只行症狀治療，似乎有以侵襲性方式取代非侵襲性治療之慮，再加上長期療效及復發率未明，似乎難以說

明如此手術方法之優點何在。

4.腹腔鏡式子宮血流阻斷術之風險性評估：以解剖相關位置而論，子宮動脈阻斷術之施行應注意輸尿管及周邊下腔腸骨血管之路徑及預防其損傷，因施術部位已深入骨盆側壁深層，施術醫師應具清晰之解剖觀念及有豐富之腹腔鏡手術經驗較爲適宜，否則恐易造成併發症。

5.學會在年會中之討論並達成之共識爲：

(1)小於五公分且無症狀之子宮肌瘤，理論上不需處理。

(2)若已完成生育而有症狀性之子宮肌瘤，仍以子宮全切除爲最佳選擇。

(3)以上情況若希望保留子宮，則可行子宮肌瘤刨出術。

(4)同樣若欲施行腹腔鏡手術，則應將肌瘤完全切除並取出送病理化驗。

(5)若已進行腹腔鏡手術而於術中發現無法完全切除腫瘤，例如子宮肌腺瘤或是多發性子宮肌瘤，或有嚴重性沾粘難以施術等情況，方可退其次而只行子宮動脈截斷術之症狀療法，做爲第二線之治療方式，以避免濫用侵襲性方式取代非侵襲性治療，也避免腹腔鏡手術的濫用及操作不當造成合併症。

(6)若欲使用子宮動脈阻斷術爲第一線治療方式，則應由婦產科醫師謹慎評估之後，聯合放射診斷科醫師採X光導引下施行之，術後並應定期由婦產科醫師追蹤診療。

●子宮肌瘤與懷孕

根據統計，三十五歲以上的生殖年齡婦女，罹患子宮肌瘤的機率爲25～35％，每四位婦女就有一位長有子宮肌瘤，可見子宮肌瘤在生殖年齡中的婦女是相當常見的。也由於子宮肌瘤非常好發在生殖年齡的婦女，所以很多長有子宮肌瘤的人在不知不覺中也懷孕了，目前懷孕的常規超音波檢查，很容易將子宮肌瘤偵測出來，這又讓懷孕的準媽媽們感到十分擔心，肌瘤會不會影響胎兒？會不會變成惡性？

*為什麼會有子宮肌瘤？

子宮肌瘤是因爲肌肉細胞的變性所造成的，肌細胞在子宮肌層中有上億的細胞，這些細胞中若有不正常的分裂時，就會逐漸形成子宮肌瘤，它所產生的症狀包括壓迫性的症狀，如裏急後重、頻尿，也會干擾到子宮腔而造成經血過量、經血不規則的現象，有許多的子宮肌瘤也會因變性而造成疼痛，甚至有發燒、感染的現象，不過以上的症狀卻與懷孕時相當，在懷孕當中產生子宮肌瘤的症狀以腹痛、發燒或早產的現象較常見。

*如何發現子宮肌瘤？

大部分的子宮肌瘤都是在超音波檢查時無意中發現的，少部分的子宮肌瘤是因爲有症狀而做檢查時才發現有不正常的現象，因此超音波檢查是子宮肌瘤診斷最主要的工具，在未懷孕的子宮中可以看到濃度不同的超音波回音在子宮基層當中，不過進一步的

確定可能就要做切片才能診斷了。一般來講，因爲長有子宮肌瘤會將子宮脹的鼓鼓的，所以內診時都可以發現，子宮肌瘤造成子宮或是子宮腔形狀的改變，不過超音波的發達使這些診斷變成相當容易了。

＊懷孕中的子宮肌瘤會有什麼變化呢？

據統計在懷孕中的子宮肌瘤可能會有各種不同的變化，包括變大、變小或是有次發性的變性。最常見的子宮肌瘤變化妊娠各期都有所不同，若是較小的子宮肌瘤，在妊娠前期有50％是不會有大小的改變，但有42％會有增大的現象；到了懷孕中期時，仍有55％的子宮肌瘤沒有改變，但有15％的子宮肌瘤會變小，30％的子宮肌瘤會增大；第三期後，更多的人子宮肌瘤大小不變（61％），增大的占少數，不到4％，有35％的子宮肌瘤會減少大小；若是較大的子宮肌瘤（大於五公分），在早期時80％有明顯增大的現象，20％維持不變；在中期的時候有14％會增大，38％沒有改變，40％會減少；到了末期時，12％會變大，59％變小，29％的子宮肌瘤沒有改變。從以上所述我們可以知道較大子宮

肌瘤在早期時變大的機率較大，在晚期的時候會變小，不過最常見的子宮肌瘤都是維持原狀並沒有變大或變小的情形發生。所以懷孕中的子宮肌瘤需要密切追蹤、掌握狀況。

＊子宮肌瘤會造成何種合併症？

子宮肌瘤在懷孕當中最怕的就是會遇到早產的現象或是產科的併發症，比較常見的產科合併症17％有早產的機會、21％有胎位不正常、11％胎兒會有生長遲滯的現象、7％的流產或是6％早期破水的現象，其他還有產後大出血、胎盤早期剝離或是著床位置不對。產生這些合併症的原因與子宮肌瘤的大小及位置是有相關的，一般來講若是在比較接近下方子宮頸的地方，就會比較容易產生胎位不正或是產後大出血的現象，因此對於懷孕中有子宮肌瘤位置不好的人可能要做積極的治療。

＊子宮肌瘤的內科療法

在懷孕當中一旦發現有子宮肌瘤就要特別注意是否有上述合併症的發生，尤其是子宮肌瘤合併有早產現象的人相當多，因此最重要的是多休息、監視有無早期的子宮收縮或早產的現象，若有這種現象時應給予適當的治療，包括安胎及前列腺素的抑制劑，減少早產的現象；對於有嚴重變性或是肌瘤導致疼痛時，再給予適當的抗生素及止痛劑治療；若有明顯腹膜炎現象或是因阻塞造成子宮變性而導致相當嚴重的子宮收縮或疼痛時，就需要做子宮肌瘤的手術了。

＊懷孕中能否做子宮肌瘤手術？

一般來講，懷孕中做子宮肌瘤手術對於胎兒較容易有不良的影響，一九八二年，米格拉司研究十八例的產婦在懷孕中行肌瘤切除手術，發現有四例造成流產的現象，並有

一例必須在手術當中停止懷孕，可見懷孕當中手術是危險性相當高的，因此若可能的話，能撐到生產時或是在生產後再來動手術可能是比較好的方式。

＊剖腹生產中能否順道將肌瘤切除？

在子宮肌瘤中行剖腹生產並非適應症，除非子宮肌瘤本身有阻礙到生產時才是剖腹生產的適應症。剖腹生產時子宮肌瘤是否要一同拿出，大部分的文獻指出在剖腹生產時往往會有大量的出血，但根據長庚醫院在一九八〇年代的剖腹生產順道拿出子宮肌瘤的手術中發現，並沒有造成比較大的出血量也沒有造成較長的手術時間，因此剖腹當中行子宮肌瘤的切除並無不可，當然子宮肌瘤的位置與是否有大量出血的情形有關，因此對於在剖腹生產中是否應行子宮肌瘤的切除，應該以醫師的經驗及子宮肌瘤的位置而定，冒然的嘗試對於產婦反而會有生命的危險。

❖　❖　❖

子宮肌瘤是生殖中的婦女常見的腫瘤，但子宮肌瘤並不可怕，子宮肌瘤所造成懷孕中的合併症是明顯可見的，尤其是早產的發生有將近六分之一的機率，胎位不正的機率也高達五分之一，因此在懷孕之前先追蹤檢查子宮肌瘤是否會影響到懷孕是相當的重要。一般來講小於五公分且位置不是在子宮頸地區的子宮肌瘤並不影響到懷孕及受孕率，不需行手術就可進行懷孕的準備，對於大於五公分的子宮肌瘤，在懷孕之前我們建議先做子宮肌瘤的手術再行懷孕，畢竟較大的子宮肌瘤在懷孕早期時有80％的肌瘤會有增大的現象，且有將近5～10％會有急性變化的情形發生，因此較大的肌瘤在懷孕之前移除是一個可行的好方式，以避免許多產科無可挽回的併發症。

●子宮肌瘤切除術

聖經上記載人類的始祖夏娃在樂園受到蛇的誘惑吃下禁果，又引誘她的男人一起吃下禁果，從此就要受到生育之苦，而男人也必須努力工作才能溫飽養家，這是公平的懲罰。但是對於拒絕懷孕生子的女人，有人說上帝又想出了一個辦法，就是使她們的子宮容易長出子宮肌瘤，因此一般估計超過三十五歲的女人，每五個人就有一個人長有子宮肌瘤，而且，子宮肌瘤較多發生在沒有生育及不孕的婦女身上，因此說上帝的懲罰是公平的，頭腦也是上等的。

吳太太、丁女士與張小姐三位，剛好都是因為子宮肌瘤而住院。在等待開刀的早

上，三人聊天發現彼此的症狀頗為相似，均是要行子宮肌瘤切除手術，但是手術方式卻都不同，三人不禁懷疑為何手術的方式不同？

在手術後醫師查房，三人不禁詢問。吳太太是接受腹腔鏡手術，行子宮肌瘤切除手術，所以在腹部有一個一公分及兩個〇．五公分的傷口，手術後的隔天即可下床活動；丁女士卻發現在腹部有一個十五公分大的傷口，第二天時仍然疼痛難熬，還需借助止痛藥來止痛才行；張小姐本身沒有發現任何的傷口，似乎沒有感覺到開刀的現象，唯一的症狀就是陰道出血，好像月經來潮般，三人相當的詫異，為何同是行子宮肌瘤切除手術，卻是不同的手術方式？

醫師的解釋是因為吳太太接受腹腔鏡手術，因此需在腹部的地方開一個一公分及兩個〇．五公分的傷口；丁女士因為本身有心臟血管上面的問題，不適合做腹腔鏡手術，因此行開腹手術，所以在腹部才有一個十五公分大的傷口。至於張小姐因為本身的子宮肌瘤是位在粘膜下的子宮肌瘤，所以醫師是採用子宮鏡的手術方式，將粘膜下的子宮肌瘤予以切除，因此在腹部並沒有看到傷口。三人聽完醫師的解釋，丁女士感到最不滿，要是心肺功能比較好，就不用挨這一刀了。

*子宮肌瘤發生的原因

雖然目前子宮肌瘤發生的原因不是很清楚，但是在醫學上大致同意，它是未成熟的肌細胞受到刺激而形成的，對於未懷孕的婦女，因爲子宮長期處在緊張痙攣狀態中，再加上未排卵，且長時間受到求偶素激素的刺激，造成肌細胞的刺激，形成子宮肌瘤，當然在停經後的婦女發現子宮肌瘤的也並不少見。

但是大部分的肌瘤在生殖年齡時已經存在，在更年期以後，子宮逐漸萎縮，女性荷爾蒙及血液供應量減少，造成肌瘤的壞死或是變性，因此症狀表現出來才被發現，不過，部分的子宮肌瘤在停經後會因爲女性荷爾蒙的減少而造成肌瘤的逐漸萎縮，所以就不須手術。

*子宮肌瘤有何症狀？

大部分長有子宮肌瘤的婦女，在身體上沒有不適，自己也不知罹患子宮肌瘤，否則那麼多婦女知道自己的子宮內長有肌瘤一定會受到驚嚇，還好大部分的子宮肌瘤是沒有症狀的，只是醫師在做例行的內診，觸摸到許多大小不一的肌瘤，才引起醫師與患者的注意。不過，有些是患者自己摸到下體有腫塊，尤其是纖瘦的婦女，因爲腹部脂肪較少可以自行觸摸得到。

有些是子宮肌瘤已經長得很大才會發現，還有些肌瘤較喜歡表現，造成患者會有出血、經血過量、小便頻繁、下腹疼痛、便秘的症狀才被注意。

*子宮肌瘤常見的症狀有哪些？

1. 壓迫症狀：因爲子宮位在直腸與膀胱之間，因此子宮變大或子宮肌瘤向前壓到膀

胱，會壓迫膀胱造成頻尿的現象。而向後壓迫到直腸，則造成腹脹、腰酸背痛及骨盆腔疼痛的現象。

2.腹痛：因爲肌瘤的快速成長造成缺血或是續發性的病變，例如囊狀病變、萎縮性病變，引起嚴重的腹痛或慢性下腹的不適。另外也有位在漿膜下的子宮肌瘤，會因爲在根部的地方形成扭轉，而造成肌瘤本身缺血壞死，引起腹痛的現象。

3.經血過量：子宮肌瘤經常是月經不正常的原因之一，而引起月經過量的原因，是肌瘤增大加上子宮的收縮能力降低，因此經量增多。有許多有肌瘤的婦女其月經週期就好像「天無三日晴、地無三里平」一樣，相當的綿長，整個月份好像都處在月經週期，除非肌瘤切除，否則內科療法也無法完全治癒。

＊是不是所有的肌瘤都須開刀？

並不是所有的子宮肌瘤都須開刀，主要有下列的情況才須開刀：

1. 不正常的子宮出血（經血過量）。
2. 骨盆腔疼痛（子宮肌瘤可能壞死或缺血）。
3. 有壓迫的症狀出現（頻尿、乏尿）。
4. 生長快速肌瘤：因爲肌瘤生長快速可能是惡性的肉瘤。
5. 不孕症：肌瘤影響到著床。
6. 肌瘤大小超過懷孕十二週時的大小。

有以上的症狀才會考慮做肌瘤切除手術的治療。

＊子宮肌瘤如何處理？

處理子宮肌瘤的方法，視年齡、生殖狀況而定，大致上可以分爲子宮全切除術、子宮肌瘤切除手術，不過後者與前者不同，在於子宮肌瘤切除手術可以保留生育能力，因此年輕女性或是對於子宮全切除感到害怕之婦女，都可以做肌瘤的切除手術。若已有家

庭小孩、年齡已超過四十歲，且不會害怕子宮全切除術，或害怕子宮肌瘤再復發的患者，可以考慮做子宮全切除手術永絕後患，而不再有子宮肌瘤復發的機會。

*內科療法有效嗎？

因爲子宮肌瘤大部分是長在生殖年齡的婦女，且子宮肌瘤的成長與女性的刺激素有關，因此有人想到是不是使用腦下垂體，所謂性釋素的協同劑壓制腦下垂體的功能，造成雌性素的狀態，就可以減少子宮肌瘤生長的發生。

根據我們的經驗發現，使用協同劑在三個月之後，可以將子宮肌瘤減少到三分之一，但在三個月之後，肌瘤就不再有減少現象，更重要的是，子宮肌瘤的減少並不代表子宮肌瘤會消失，而往往在性釋素協同劑不再使用之後，子宮肌瘤會有反彈而變大的現象，因此內科療法目前並不適合，只適合使用在要做腹腔鏡手術、子宮鏡手術前的輔助方式，如此可以在手術時減小子宮肌瘤的大小，再以子宮鏡、腹腔鏡做手術比較方便，將肌瘤在子宮處移除。

＊手術前要詳細評估

「有備才能無患」，在手術前應有詳細的評估，如此在手術時的突發狀況才不會發生，對於子宮肌瘤在術前醫師的一般性檢查包括：

骨盆腔檢查

就是所謂的內診，內診對於婦女骨盆腔疾病的診斷是非常重要的，因爲婦女的子宮、卵巢都深藏在骨盆腔內，無法以肉眼觀察而診斷出有無子宮肌瘤，但婦產科醫師利用有經驗的雙手觸診，可瞭解子宮有無腫大，並可判斷肌瘤是屬於肌層中的肌瘤或是屬於漿膜下的子宮肌瘤、有無伴隨著卵巢腫瘤的發生，所以內診可以說是婦產科醫師的第三隻眼睛。

超音波檢查

超音波檢查是不具侵襲性的檢查，而且可以提供許多的資料，所以現在已是婦產科

的基本檢查之一。超音波可以正確的診斷肌瘤的大小、位置還有它的數目，尤其在術前可以評估肌瘤到底有多大？對於較大的肌瘤，例如：超過懷孕十六週子宮大小的肌瘤，我們就不建議使用腹腔鏡手術或子宮鏡手術，而建議使用傳統性的開腹手術，因爲此時若利用腹腔鏡，則所耗費的成本、時間、精神太大，因此比起傳統性的開腹手術受益有限。

在超音波檢查中，我們可以評估卵巢有無腫瘤的發生，可在術前與患者討論是否要行卵巢切除手術，而且可利用超音波瞭解腫瘤是否變性，是否爲快速成長的子宮肌瘤，對於開刀方式的決定有很大的影響。

腎盂的攝影及電腦斷層掃描

對於長得較快的子宮肌瘤或子宮肌瘤長的位置特殊，例如：有壓迫到輸尿管，造成腎臟的積水、排尿系統的阻塞，就需選擇性檢查，由這些項目可以瞭解是否有癌症細胞侵襲到遠處組織、淋巴系統，甚至可以在術前知道，子宮肌瘤有無壓迫到輸卵管，造成嚴重的輸卵管阻塞，甚至腎臟失去功能，這些對於手術也有很大的幫助。

核磁共振（MRI）與子宮輸卵管X光攝影、子宮鏡檢查

核磁共振掃描，對於患者肌瘤的位置，尤其是位在粘膜下子宮肌瘤的診斷有相當的幫助，但這是較爲昂貴的檢查，對於一般的良性子宮肌瘤，就較少利用如此精密的儀器檢查。一般利用彩色超音波、單純的超音波就足以診斷子宮肌瘤的大小、位置。至於子宮輸卵管X光攝影，對於粘膜下的子宮肌瘤或粘膜下有根部的子宮肌瘤的診斷也有所幫助。

目前還有子宮鏡的發展，對於粘膜下子宮肌瘤的檢查準確度較超音波或X光檢查更爲準確。

*開刀方法的選擇

現在科學的進步，使以往「大開大闔」的手術方式，被「輕、薄、短、小」的手術所取代，因此在傳統需要使用開腹的子宮肌瘤手術，近來也漸被腹腔鏡、子宮鏡手術所取代。對於大部分的子宮肌瘤患者，使用腹腔鏡做子宮肌瘤切除是很好的選擇，但也有一部分的患者不適合利用腹腔鏡做子宮肌瘤切除，如有以下狀況的患者，即不適合利用腹腔鏡做子宮肌瘤切除：

1.身心狀況不適合麻醉：因爲腹腔鏡手術是屬於採全身性的麻醉，而麻醉的高危險群爲高血壓、心肌梗塞者，因此不適合利用腹腔鏡做子宮肌瘤切除。

2.嚴重心肺循環不良：因爲腹腔鏡需用二氧化碳將肚皮撐開，然而腹膜有吸收二氧化碳能力，對於肺臟功能不好的人而言，腹腔鏡會加重肺部的負擔，所以不適合腹腔鏡做子宮肌瘤切除。

3.曾經有嚴重的腸阻塞、腹膜炎的患者：因爲這些患者常常都有很嚴重的骨盆腔沾粘，在肚皮處有腸子的附著，因此在行腹腔鏡手術時需要極高的腹腔鏡手術能力，甚至有時需做腸子的截斷、腸子的修補手術，這些手術的執行較爲困難，僅有極少數的腹腔鏡醫師有能力執行手術。所以有很嚴重的腸沾粘的情況下，腹腔鏡手術就較爲不適用。

4.橫膈膜、腹部疝氣的患者：因爲疝氣患者腹部會有15mmHg的壓力，會讓疝氣更

嚴重，或是腸子卡在疝氣的地方造成腸阻塞，一般來說，若不是太嚴重的疝氣就沒有多大的影響。

5.子宮肌瘤大於懷孕十二週以上的大小：由於子宮肌瘤太大時，流血量增多，因此手術要非常的迅速以減少失血量，故在腹腔鏡手術中，由於在腹部的空間被大部分的子宮肌瘤塞滿，所以肌瘤可以移除的空間就變小，且很大的子宮肌瘤要利用腹腔鏡切成碎片以後再取出，需要耗費的時間較長，對於時間、精神的耗費就較爲不適合做腹腔鏡手術。

另外腹腔鏡對於子宮肌瘤層的縫合，若不是很有經驗的腹腔鏡醫師執行縫合，可能在縫合時的縫合度會比不上傳統性的密合度，也較容易於以後的懷孕時發生子宮肌瘤的破裂，因此對於太大的子宮肌瘤，不適合使用腹腔鏡做子宮肌瘤的切除。

除此之外，大部分的子宮肌瘤手術，大致上都可利用腹腔鏡來完成。

*是否可以用子宮鏡做肌瘤切除手術?

子宮鏡本身是相當好的手術方式。子宮鏡是經由陰道，利用內視鏡順著陰道而到子宮腔內，此手術不需動刀即可進入子宮腔的肌瘤或是粘膜下的肌瘤。

一般而言，這個手術是在全身痲醉下執行，醫師會利用子宮鏡做詳細的觀察後，將子宮鏡放入子宮腔內，再將子宮肌瘤及子宮粘膜下的肌瘤，沿著根部的地方予以挖除，做此手術時最主要是要避免子宮的穿破，造成膀胱或是腸子的受傷，因此較嚴重的狀況或較大子宮肌瘤需要利用腹腔鏡或超音波做指引，讓子宮肌瘤切除更爲完整，更爲安全。

對於不孕症的患者，因爲罹患粘膜下的子宮肌瘤，這個方式可以減少骨盆腔沾粘，減少受孕的機會，也可以減少從子宮肌層切入子宮肌瘤對子宮的破壞，減少子宮破裂的機會，更重要的是這種手術方式往往都沒有傷口，甚至手術後不知道有沒有經過手術，對有開刀恐懼症的人，不啻是一種最好的方法。

＊讓專業判斷適合的術式

因爲子宮肌瘤可以傳統性的開腹手術、腹腔鏡手術、子宮鏡手術來治療，到底何種手術較好？這是根據患者本身的條件來做決定，對於較大的子宮肌瘤或心肺循環不好的患，這些人本身就不適合用腹腔鏡手術行子宮肌瘤的切除，必須使用傳統性的開腹手術，將子宮肌瘤切除。除此之外，利用腹腔鏡做子宮肌瘤切除手術，應該是相當人道與合適的方式。

至於完全無傷口的子宮鏡手術，最主要是使用在粘膜下的子宮肌瘤，或是有根部、游離性的子宮肌瘤及子宮腔內的子宮息肉，因此子宮鏡手術並不適用在每個肌瘤上，而是只有在接近粘膜層的子宮肌瘤、粘膜下的子宮肌瘤才行。因此，如何手術應在術前多探聽那位醫師的「術德兼修」，再信任醫師的專業判斷就可以了！

＊子宮肌瘤切除是否會復發？

子宮肌瘤切除手術約有10％的人，仍然會有子宮肌瘤復發的現象，最主要是子宮肌瘤是因細胞變性，未成熟的肌細胞受到刺激所造成的，一旦將大的、可見的子宮肌瘤切除之後，原本未成長、不成熟的肌細胞，仍然會受到女性荷爾蒙刺激而造成子宮肌瘤成長的現象，也會成長變爲較大的子宮肌瘤，可見子宮肌瘤切除術後，原來在術前不易見到的或超音波無法觀察到的子宮肌瘤，仍然會在受到女性荷爾蒙的刺激下，逐漸變大而產生子宮肌瘤復發現象，這些人裏面約有二成左右有比較明顯的症狀，需要再接受一次切除手術，因此對於有子宮肌瘤而未完成家庭或仍想保留子宮的婦女，做子宮肌瘤切除手術是很適當的；對於四十歲以上，沒有子宮全切除的「懼怕情結」，行子宮全切除術是較爲適當的，尤其經過長時間亂經困擾的婦女，利用子宮全切除手術，會感覺有若「天無三日晴」的天氣突然豁然開朗，成爲爽朗的天氣，十分舒服。

因此有子宮肌瘤的婦女不必緊張，應該找醫師做詳細的檢查，若醫師覺得不需要做治療，患者也不用掛念在心。而若醫師覺得需要做手術治療時，不妨與醫師考慮是要做肌瘤切除或子宮全切除手術，在手術前再與醫師商討，可否使用近代科技發展較爲「輕、薄、短、小」的內視鏡手術，如此可以得到最好的醫療，避免傳統手術帶來術後的疼痛及合併症。

＊術後應注意事項？

粘膜下子宮肌瘤經由子宮鏡的切除後，需要注意的是在切除的地方容易有沾粘的形成，因此，在手術後應該評估手術的位置以及它損傷的面積，考慮是否需置入導尿管、避孕器，或需給予荷爾蒙的補充來減少術後沾粘的可能。

＊會不會有合併症？

比較常見的合併症包括有：水中毒、子宮破孔、電解質不平衡等，一般若有這種現

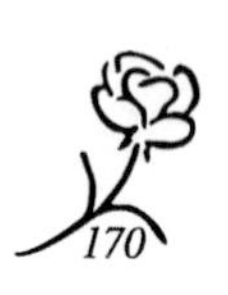

象，有經驗的醫生應可以相當容易地改善。

經由子宮鏡做粘膜下子宮肌瘤切除，是相當方便且無疼痛的治療方式，可以讓絕大部分粘膜下的子宮肌瘤予以切除，這些肌瘤切除後，可以解決病人亂經或貧血之苦，當然，由於粘膜下子宮肌瘤手術仍然有它的危險性，因此必須要選擇較爲熟練的醫師來執行，這樣便可以完成一個沒有傷痕的手術了。

●子宮內膜破壞術

根據統計，美國一年有六十五萬婦女因種種的子宮疾病而接受子宮全切除術，其中30%是藉由開腹手術完成，30%經由陰道方式完成，不過目前經由腹腔鏡行子宮切除術的患者已逐漸增多，由於腹腔鏡手術的進步使得一些不能經由陰道方式行子宮全切除術

的患者，也可以改變成利用腹腔鏡手術藉由大於二公分傷口行子宮全切除術，但是對於複雜性子宮出血又不想行子宮全切除術的患者，子宮內膜破壞術倒是另一種治療的方式。

＊子宮全切除術適合那些患者？

陳太太和林太太是一對多年的好友，兩人平時無話不談，也常常互傾心事，共同困擾她們的問題是嚴重經血過量，兩人商量後決定一同赴醫院檢查，陳太太經過醫師檢查懷疑是「子宮肌腺瘤」造成經血過量。因此超音波顯示陳太太有比正常人大一倍半的子宮，且在內診時觸痛的情況也相當嚴重。反觀林太太本身經血過量也是相當嚴重，經過抽血檢查和超音波檢查並沒有發現任何異常的現象，醫師診斷的結果是罹患功能不良性的子宮出血，兩人在經過一系列的治療後發現經血過量的問題仍然無法改善，因此陳太太和林太太前來本院治療，希望利用手術以求一勞永逸。

陳太太經過我們診斷後確認為子宮肌腺瘤，並有嚴重痛經的現象。陳太太目前已四

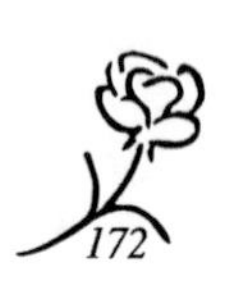

十多歲且已生過三個小孩，不想再生育，醫師建議行腹腔鏡子宮全切除術。

林太太由醫師檢查過發現可能是本身曾經有瓣膜的置換和長時間的使用抗血凝藥，造成明顯凝血功能降低，以致發生月經大量出血，醫師建議行子宮內膜燒灼術，也就是子宮內膜破壞術。

陳太太和林太太與醫師討論後相當訝異，一樣是經血過量的情形，但兩人處理的方式卻不同。其實陳太太本身因有子宮肌腺瘤（良性腫瘤）與嚴重經痛現象，若行子宮內膜破壞術，雖然可以將經血量減少，但子宮本身仍有腫瘤，所以月經週期來時之疼痛可能還是一樣存在，不會因內膜破壞而消失，因此陳太太若用子宮內膜破壞術治療，對她而言治療只是一半且對經痛的減輕效果並不理想。反觀林太太本身只是凝血功能障礙，若用子宮內膜破壞術就可輕易將子宮內膜破壞減低月經的失血。兩人聽醫師解釋之後恍然大悟，毅然決定接受手術。

陳太太接受子宮切除術在腹部只留下二公分的傷口，而林太太接受子宮內膜破壞術是完全沒有腹部傷痕的手術，術後兩天也出院了。

子宮肌瘤、子宮內膜異位症、子宮肌腺瘤、子宮頸惡性腫瘤、子宮頸腫瘤和卵巢腫瘤及經血過量，且內科療法無效的患者都是子宮全切除術之適應症，根據統計子宮全切除術的患者中有四分之一是因經血過量而行子宮全切除術，子宮全切除術是一個比較激烈的手段，可以達到100％的停經效果，不過卻讓一些婦女因失去子宮而感到憂鬱和恐懼；子宮破壞術對於經血過量，雖已不想生育但想保有子宮的婦女，可以有效的利用此種手術減少經血，避免因子宮大量出血而造成貧血、身體的不適，也減少了因而行子宮全切除的機率。

因此子宮內膜破壞術雖然不是近年的醫學發明卻在近年受到較大的發揚與採用，此種手術對於不想失去子宮的婦女而言是一大福音。

子宮內膜破壞術看起來好像是一個新的手術，事實上早在一九四八年時，德國包曼醫師就發表了相當成功的子宮內膜破壞術，但當時是用相當克難的方式，他利用一個二十公分長的導管把內含電燒的金屬球，放到子宮腔裏面，再用盲目的方式來做電燒，雖然今天看來這是相當危險的方式，但在那時做了三百八十七例，結果發現它的失敗率只有3.4％，所以成功率相當高，但這是很盲目的方式，且也沒有做完整的檢查，也由於是

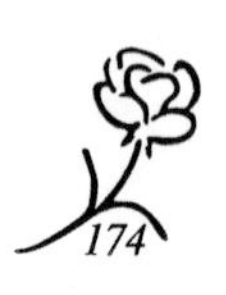

盲目的方式，亦無法知道在手術當中是否有傷及正常的組織，所以這個方式一直不被接受，直到近幾年來子宮鏡的發展之後，發現所有的手術都可以在直接的目視之下來完成，安全性大大的提升，加上很多人不願意在子宮發生問題時做子宮全切除手術，因此此種手術的方式就再度的受到重視。對於一些以往須做子宮全切除手術的人來說，做子宮內膜破壞術倒是另一個選擇的方式。

＊那些人適合子宮內膜破壞術呢？

1. 月經不正常達到子宮切除的標準者：並不是月經不正常的人就需要做子宮全切除手術，而是這些人月經不規則、月經量大，經過內科治療仍沒有改善，或對藥物太敏感無法長期使用時，才可能需要外科手術治療。

2. 子宮的大小比妊娠十二週的大小還小時：通常這種子宮的內腔長度小於十公分，因為太大的子宮其內腔太大，不容易破壞乾淨，而且容易有死角，易造成手術後仍有大量月經的惱人情況。

3.子宮粘膜下肌瘤小於五公分：太大的肌瘤所花費的手術時間需增長很多，也容易因背向處無法破壞乾淨，而造成手術的失敗。

4.子宮內膜無惡性病變：因爲有惡性病變時，宜將子宮完全切除避免侵襲性的癌細胞尚留在子宮肌層，卻誤以爲子宮內膜已完全去除，沒有癌細胞殘留。

5.完成家庭者：因爲將子宮內膜破壞後，雖不再有月經煩惱但卻也破壞了受精卵著床的「溫床」，因此即使受精，子宮也無法提供適當的地方，以使胚胎著床、發育，因此此種手術也是一種絕育手術。

6.無其他婦產科病變者：對於有其他骨盆腔病變者，諸如卵巢腫瘤、子宮頸原位癌、子宮內膜異位者，由於疾病表現出來的症狀往往是不正常陰道出血，倘若我們施予以子宮內膜破壞術，將只是把出血的內膜破壞造成止血的效果而已，對原有的病變並沒有幫助，反而延誤病情。

7.充分的溝通與瞭解：因爲這種手術是一種相對的絕育手術，因此病人要充分的瞭解，術後會有不孕的問題，再者，手術後無月經狀況也會有許多人難以接受，因此適當的溝通以選擇較好的處理方式是決對必要的。

子宮內膜破壞術最大的適應症是婦女有相當嚴重的經血過量卻無明顯的子宮腫瘤，而且對於內科療法並無效果，任何經血過量的患者行子宮內膜破壞術對於不正常的出血應先查出原因所在，子宮肌瘤、子宮肌腺瘤、子宮內膜息肉或是子宮惡性變化都有可能造成經血過多的現象。所以，若患者已接受子宮頸、子宮內膜切片搔刮手術及子宮鏡檢查，但仍無法矯正月經或仍有過量的現象，則可行子宮內膜破壞術。

*手術前的認知與評估

有很多患者因經血過量相當的困擾，因而對於子宮內膜破壞術有相當大的期待，希望在手術後經血不再來潮或是減少至自己希望的經量，但事實上子宮內膜破壞術的成功率與術前準備、子宮內膜厚度及醫師的經驗有很大的關係，所以患者應在術前與醫師詳細討論，以免術後與期待不符而感到失望。

所以術前和患者溝通與在執行上醫師的成功率是否很高都是重要的。術前評估包括荷爾蒙檢查、超音波檢查、子宮鏡檢查及詳細的內科檢查。

抽血荷爾蒙檢查

對於患者本身經血過量，徹底荷爾蒙檢查及超音波子宮鏡檢查是必須的，在很多病例中婦女本身有甲狀腺機能問題、不排卵的卵巢、多囊性卵巢的問題，使得月經不規則而有較大量出血，因此荷爾蒙的檢查十分重要。

超音波檢查

粘膜下的子宮肌瘤、內膜息肉都容易造成經血過量，若是未考慮到粘膜下的子宮肌瘤而冒然行子宮內膜破壞術，這樣會事倍功半且易發生再出血現象，患者也會因腫瘤造成腹部的不適，或因減少出血量卻掩蓋了惡性腫瘤的可能性，所以超音波檢查在術前亦是重要的。

子宮鏡檢查

子宮鏡檢查是彌補超音波之不足，對較小肌瘤、息肉或胎盤組織殘存造成持續性子宮出血最好的方法，這些狀況在超音波檢查並無異樣發現，但卻很容易經由子宮鏡看出，因此術前的子宮鏡檢查確認是很重要的。

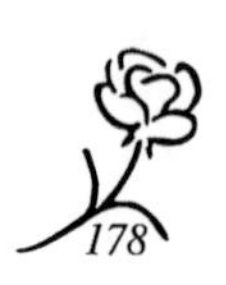

內科檢查

有些人本身有心臟血管上的問題，有些人已經做過心臟瓣膜置換手術且長期服用抗凝血藥物，月經來潮會流血不止，也有些洗腎患者亦服用抗凝血藥物，以避免在洗腎當中的血液凝結，因此這些患者會發生經血過多的現象，此類患者在術前應做完善的評估，避免手術中液體過量及內科疾病造成不可彌補的遺憾。

＊手術步驟

接受手術要提前一天入院，入院後做基本的血液、心電圖、胸部X光檢查，適合手術的患者則在就寢前放入一支海草或小尿管，用以擴張及軟化子宮頸，並於晚上十二時候禁止一切的飲食，隔天便可以在全身靜脈或半身麻醉下進行手術。

手術時，利用管徑不到一公分的切除鏡，經由陰道、子宮頸放入子宮腔中，再由直接目視下，將子宮內膜利用電燒或雷射的方式將之破壞，而破壞的程度可分成兩種：一種是全子宮內膜破壞術，主要是在造成無月經的狀態，對於有血液疾患並合併有月經過

多的患者，此種程度的破壞最爲可行；另外一種是部分性子宮內膜破壞，主要在破壞部分的子宮內膜，藉以改善月經過多的現象，對於有停經恐懼感卻又經血過多的患者，施行此種手術可能比全子宮內膜破壞合適。

利用子宮內視鏡做子宮內膜破壞術，最重要的是動作要快又準，因爲在那麼小的子宮腔手術時需要灌注一些溶液入子宮腔中，藉以撐開子宮腔，並清除視野障礙，但這些溶液卻容易被子宮內膜吸收進入血液循環中，在文獻中記載，手術時間超過四十分鐘時，其溶液的吸收高達六百九十七西西，而時間若少於二十分鐘則溶液被吸收就少於一百二十五西西，在溶液吸收的研究中也發現，手術中溶液被吸收一千西西，病人仍會有效的代謝，當吸收一千至二千西西時就會有低血鈉的現象，若超過二千西西則可能發生嚴重的低血鈉及其他的障礙，因此手術時間的長短常影響到病人的恢復狀況。

美國梅洛氏醫師報告二百五十例經驗，顯示手術後平均住院天數爲〇．七九天，也就是說手術後就當天返家，術後的出血天數大致爲十二天，恢復正常家庭工作大約爲一週半，而恢復正常工作約爲兩週。我們在長庚醫院的經驗也是相當，惟住院天數因病人要求休息之故，所以大約較長三天，術後由於沒有傷口因此除了少量陰道出血外，待在

醫院中還會被誤以爲是等待手術的病人呢！

＊長期追蹤其效果卓越

福爾特醫師做術後追蹤報告顯示：在三百五十例手術中，有42％的患者接受手術後可達到完全停經的狀態；而程度上有明顯改善的則高達97％；僅有3％的患者感覺症狀沒有改善也沒有惡化，這3％的人最後在接受子宮全切除以去除亂經的現象。因此我們可以說，由衆多的文獻報告顯示此種手術對經血過多的婦女確有優點，或許對於不想做子宮全摘除的婦女而言此種手術是最佳的選擇。

＊手術簡單，學問更多

由於手術的方法看似簡單，因此手術時也容易掉以輕心，因而產生不必要的合併症也就多了，比較常見的手術中合併症包括子宮穿孔、水份過多、流血不止、空氣栓塞，輕則自行恢復，重則空氣栓塞造成死亡，因此，子宮內視鏡手術雖是最不具侵襲性的手術，也是解決許多子宮問題最好的工具，但手術卻是需要最有經驗的人才可操作，才能避免不幸事件的發生。

*附加的價值在哪裏？

根據以上所做的解釋可以發現，97％的人其亂經或經血過多的現象會有明顯的改善，這是此手術最常見的目的，它的附加價值就是對於本身有痛經的人，如是因爲原發性痛經的人，子宮內膜破壞術可以減低前列腺素的分泌，因此可以改善因子宮痙攣所引發的痛經。因此對於亂經的人，其附加價值就是痛經的情況會改善，但對於除了痛經以外的下腹疼痛，例如子宮內膜異位症或骨盆腔沾粘的疼痛，利用這個手術就沒有治療的效果了。而對於年輕婦女常有的經前症候群則會有改善的現象，尤其是可到達完全停經的人會有更明顯的改善，但對於月經來時下腹腫脹、乳房脹痛則比較沒有改善，但至少可改善因經前症候群所引發的疼痛而造成的惡性循環。

＊合併症

任何手術所要考慮的就是它的合併症，合併症假如太多的話對於病人的危險性也較高，就不適合用來治療病患，這個手術最常見的合併症有：

溶劑溢入血管

這個手術必須由相當熟稔的醫師來做，我們的建議是最好能夠在三十分鐘之內完成，且在手術中應注意到是否有溶液灌到病人的血管中，因為這樣會造成電解質的不平衡或空氣栓塞的現象，因為在手術當中必須把子宮內腔撐大到35mmHg的壓力，但我們的靜脈微血管只有15mmHg，因此如溶液壓到子宮腔內可以預見的，會有相當多的水份移入身體的血管內，尤其我們所用的溶液大部分是屬於低張壓的濃度且沒有電解質，因此手術當中應注意到水份的過多或是電解質的不平衡。

子宮穿孔

手術當中往往需要將子宮內膜破壞，子宮內膜括除時，對於以前有手術過或年紀比較大的人之子宮就必須要注意，因爲子宮穿孔會造成大量的出血或是往後的敗血症。

使用電燒的意外事件

意外事件常常包括使用電燒時溶液本身具有導電性，或在患者的手術時有一些心率調節器或是金屬貼片沒有貼牢在身體上，因此造成電流無法正常的導流出去而造成不應該通過電流的地方遭受到電擊，甚至會造成心臟的心率不整或腸道損傷。

過量的子宮出血

手術時，在括除子宮內壁的時候，子宮的基層內壁往往會有相當含量的血管，因此手術當中必須要相當的小心，以避免傷及子宮基層的血管。

懷孕

子宮內膜受到破壞後，有些受精卵的能力特別強，因爲在子宮內破壞的地方不太會著床，導致了在子宮外懷孕的現象，根據統計，子宮內膜破壞的人中還會有1％有子宮

外孕的現象，因此做此手術的時候要選擇有經驗的醫師才有辦法把子宮內膜做很好的括除、破壞。

＊有子宮肌瘤可以做子宮內膜破壞術嗎？

子宮粘膜下的子宮肌瘤較容易造成經血過量，若是做子宮內膜燒灼術，而未將粘膜下的子宮肌瘤切除，則子宮粘膜下的子宮肌瘤間小動脈仍然會沒有子宮內膜保護而持續不斷地出血，所以本身有子宮肌瘤的患者，我們建議先將子宮肌瘤切除而不是做子宮內膜破壞術，或許就可以使疾病不藥而痊癒。

＊子宮內膜增生可以做子宮內膜破壞術嗎？

有些子宮內膜增生爲子宮內膜癌之前驅，對於有這種可能性的人，不可行子宮內膜燒灼術。

＊子宮內膜破壞術的成效如何？

根據統計，二百五十位行子宮內膜破壞術的患者，利用子宮內膜燒灼術可以完全無月經的大約是40～70％，感覺只有一些改善的患者約20～40％，情況沒有改善約15％，因此我們可以知道子宮內膜燒灼術，並不可能讓每一位罹患經血過量的患者滿意。

因此患者在術前與醫師有很好溝通這是很重要的。

＊子宮內膜破壞術的安全性高嗎？

這種手術的安全性是可以肯定的，醫療上已有十年的歷史，剛開始用雷射來做子宮內膜燒灼術，但因雷射之費用頗高而發展受到阻礙，近來發展出利用子宮鏡來做子宮內膜燒灼術，目前爲止我們的經驗在有效安全性上是得到大家肯定的，而且在國內外經由有經驗的醫師操作並沒有嚴重合併症報告，由有經驗的醫師操作下，這種手術是安全

的。

子宮雖是孕育胎兒的寶宮，但不想懷孕的時候，雖子宮本身的功能就有限，但功能不代表須移除，即使是有肌瘤或經血過量也可藉由進步的醫學利用最簡單有效的方法來處理。

子宮內膜燒灼術是一種比較保守的手術，讓不想懷孕亦不想做子宮全切除術但經量過量的患者有另一種選擇，利用子宮內膜燒灼術可以讓60％的患者可以完全感覺月經的問題已經解決，另有20％的患者感到有所進展，但仍有20％的患者成效不彰，所以子宮內膜燒灼術是一個變通的方法，選擇有經驗的醫師，加上術前、術後的充分準備，可使此類手術的成功率增加，使開刀沒傷痕的理想得以實現。

❖　❖　❖

子宮內膜破壞術對於許多亂經、月經量過多或是有血液疾病、腎臟肝臟疾病、本身容易出血不止的人，是一種新的選擇方式，因爲這種方式可以避免子宮全切除手術的進行，保留了完整的子宮也避免因爲經血過量，造成對生命的威脅或生活品質的減低，但是執行此手術時，患者必須要知道的是，子宮內膜破壞術本身只是將子宮內膜予以破壞，對於本來在子宮基層或者是漿膜下的子宮肌瘤本身並沒有做任何的處理，所以對於原本長在子宮內的子宮肌瘤或子宮內膜異位症並沒有改善的作用。因此腫瘤會消失或更加嚴重就要看這些腫瘤的性狀及荷爾蒙的分泌而定，並不是做這個手術就一勞永逸，更重要的是此手術由於保留了子宮，對於這些肌瘤往後變大、變性或惡化的現象，仍然可能會發生，因此對於本身腫瘤已相當的大或已變性的人做此手術較不適合，總之，這種手術最大的好處就是在短期內可以幫助一些婦女不用面臨子宮切除的痛苦，但婦女與醫師在做此手術前仍應詳加評估其利害得失。

●子宮全切除或子宮次全切除

有一天有一個婦女到我的門診來，要求我幫她做「子宮不全切除」，聽得我一頭霧

水，滿腦子詫異，不懂什麼是「子宮不全切除」？細問之下才知道她因為子宮肌瘤又有經血過多的現象，因此看過許多醫師，都建議她做子宮全切除手術，但因為她表示先生常常在外面應酬，擔心自己做了子宮全切除後會失去女人味，若又失去了子宮頸恐怕會造成性方面的問題，讓先生有外遇的藉口。因此跑到門診來要求我幫她做「子宮不全切除」，我細聽之後不禁莞爾。她將子宮「次」全切除誤認為子宮不全切除，所以要求我們做子宮不全切除手術，在我們與她分析子宮全切除與子宮次全切除之間的利害關係後，她還是想要接受子宮次全切除手術，而我們也接受她的要求。

以往由於科學麻醉以及醫學抗生素並不是那麼的發達，因此在一九四〇年以前95%的子宮切除都是做子宮的次全切除手術，即使是這樣，在三〇年代時做這個手術也有將近二分之一的死亡率；在四〇年代後，因爲麻醉藥的發達，還有抗生素以及醫學的進步，且因爲要避免子宮頸癌的發生，還有減少手術後子宮頸或陰道脫垂的機率，另外，也降低子宮頸及陰道的分泌，因此在十九世紀中旬後，子宮次全切除手術就逐漸地被子宮全切除手術取代了。

*什麼是子宮次全切除？

子宮切除手術是婦科中最常見的手術之一，台灣每年約有三萬人接受此種手術，而美國每年至少有六十五萬人接受子宮全切除手術，其中70％是接受開腹手術來完成，也就是有四十五萬人經過一層層打開皮膚、脂肪、肌肉後，再行子宮切除，另外二十萬人是經由陰道，將子宮像分娩一樣移出身體。經由腹部的子宮切除術因爲經由皮膚的痛覺神經密佈的地方，因此手術後的疼痛非常激烈；相對的，經由陰道切除子宮乃切開陰道，避開神經密佈的地區，因此疼痛的感覺比開腹減少了很多，但是因爲陰道所能切開的傷口較小，所以並不是每個子宮切除都能經由陰道來完成，在陰道子宮切除手術中，視野與開刀的範圍是相當有限的，在處理子宮沾粘或卵巢輸卵管就相當的困難，因此只有約30％的人能經由陰道切除子宮，近代腹腔鏡改變了這個現象，因爲腹腔鏡的幫忙，我們可以在較大的視野下將陰道手術困難點一一去除，再經由陰道推出子宮，順利完成手術，這就是近代腹腔鏡子宮全切除手術受歡迎之處。子宮次全切除就是保留在子宮頸

以上的地方做子宮的切除手術，利用傳統的手術可以達到子宮次全切除的目的，而利用腹腔鏡手術也可以完成。

＊什麼是內視鏡手術呢？

腹腔鏡子宮切除手術其實就是在腹腔鏡的幫忙之下，將骨盆腔內由陰道手術中不容易克服的盲點將之去除，例如在手術時可以利用腹腔鏡將子宮旁的卵巢、輸卵管予以切開，或將原有的子宮內膜異位症病灶切開，再利用陰道將切除的子宮移出。如此改變以往需犧牲無辜的肚皮開腹手術，而成爲近代發展的腹腔鏡手術，可見腹腔鏡手術可以有腹部及陰道手術的優點而沒有它們的缺點。腹腔鏡子宮次全切除手術與腹腔鏡子宮全切除手術的方式是類似的，但是在接近子宮頸的時候，不再往下將子宮頸旁的組織切開，而直接利用電刀將子宮頸上緣的子宮基層切開，達到子宮頸與子宮分離的目的。最後再利用肌瘤的拋除機器，或經由陰道將切下的子宮移除，因此利用內視鏡做子宮全切除與子宮次全切除在步驟上是相當的。

＊哪些人可以做子宮次全切除手術？

緊急狀況

1.懷孕後的大出血：有時因爲前置胎盤、胎盤早期脫離、子宮收縮無力，造成產後血崩，此時在緊急狀況爲了避免持續的出血需要子宮切除。

2.嚴重的感染：有些嚴重的化膿、感染，爲了要把感染的病灶除去，所以必須做子宮切除。

3.有手術的合併症：手術時難免有一些手術對子宮有較大的傷害，因此在無法做更好的處理時，子宮切除是需要的適應症。

良性的病變

1.子宮肌瘤：子宮肌瘤大於妊娠十二週之大小而不想再妊娠時，則可給予子宮切

除。

2.子宮內膜異位症：子宮內膜異位症會造成嚴重的痛經或嚴重的骨盆腔沾粘時，爲將病灶完整去除，可能需將子宮切除才有辦法做到。

3.子宮肌腺瘤：子宮肌腺瘤因爲單做腫瘤切除時無法將肌腺瘤完全乾淨移除，術後患者的痛經往往仍相當嚴重，所以將子宮切除才能解決。

4.慢性感染：有些慢性感染因爲病灶形成一個化膿或囊腫，以致藥物也無法有效的克制其生長，需要做子宮切除手術。

5.卵巢囊腫：有時卵巢的腫瘤太大或對停經後婦女可以做一併的移除。

有疼痛的現象

1.慢性骨盆腔的疼痛：此疼痛的原因相當多，根據統計，慢性骨盆腔疼痛的人，做子宮切除手術有78％的人在術後改善，而有22％的人仍然沒有改善的現象，因此，慢性骨盆腔疼痛可考慮進行此項手術。

2.骨盆腔的鬆弛：有子宮脫垂、膀胱或直腸脫垂的人，在做會陰修補術前應該可以

做子宮切除以避免再度子宮脫垂。

3. 尿失禁：尿失禁患者有時候因爲子宮仍會壓迫到膀胱或造成脫垂的現象，因此可以考慮在做尿失禁手術的同時將子宮予以切除。

4. 不正常的子宮出血：有一些人因爲內科治療無法適當的止血時，就要做子宮切除手術。

其他狀況

例如無法有效結紮或有合併症時，可能須做子宮全切除手術；或癌症的預防，對於有卵巢癌的癌症家族，得到癌症的機率較一般人高，因此對於可能產生病變，有些人會做預防性的治療。在這些適應症中最常見的適應症就是子宮肌瘤，其次就是不正常的子宮出血與骨盆腔鬆弛的現象。

以上情況做子宮全切除或子宮次全切除都是可以的，但是在有子宮頸癌、卵巢癌、癌症前期有細胞嚴重變性的人或是有癌症，如直腸癌或膀胱癌，較容易侵犯的子宮周圍的時候，這時只能做子宮全切除手術而不適合做子宮次全切除的手術。

＊子宮次全切除手術的好處？

子宮次全切除的好處是因爲它不需要進入到複雜的骨盆腔側壁中，因此對於早期骨盆腔的解剖學不是很發達時，的確是避免了相當多手術的合併症。目前又有人提倡子宮次全切除來治療子宮的良性病變，他們最主要的認爲是膀胱的功能可以維持，而事實上在交感與副交感神經控制的膀胱，經由骨盆腔的神經叢進入到主韌帶及李氏神經結中，在神經學的研究中並沒有發現子宮全切除或子宮次全切除手術會有這些感覺上的異常。而且在奇古醫師（Kikku）的研究中，有二百一十五位的病人做子宮全切除或子宮次全切除

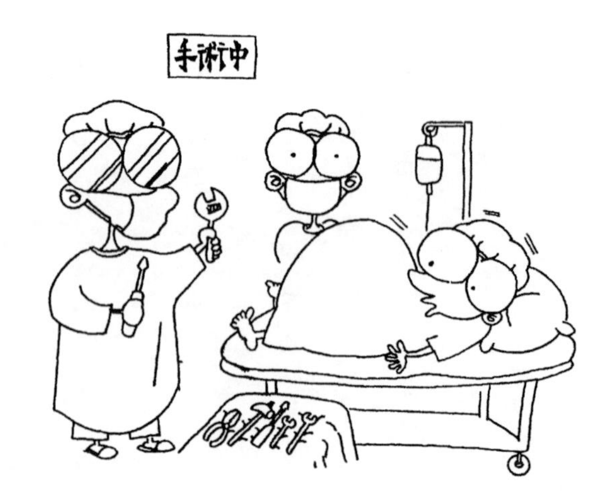

手術，並沒有發現在解尿上的頻率或尿失禁上有太大的不同；在裘安索（Kjuansuu）做尿動力學的檢查也發現子宮全切除與子宮次全切除在尿動力學上並沒有太大的影響。

＊子宮切除性功能會受到影響嗎？

更多的子宮次全切除的擁護者認爲子宮在性高潮上占有一席的地位，所以不應做子宮全切除，但是從這些報告中，我們可以發現它們都沒有確實的隨機取樣或是有基本條件的相比較，所得到的研究結果並沒有辦法對子宮全切除手術對性功能有影響達到一個共識。事實上，戴拿斯坦（Dinnerstein）認爲，在手術後是否會有性功能的障礙，最主要是在患者的感受上，假如在手術前她認爲性生活會受到影響，那麼手術後的性功能就會受到影響，因此大部分較大且有隨機取樣的檢查中，發現沒有什麼資料可以顯示性功能或是膀胱解尿功能上在子宮全切除及子宮次全切除上有任何的不同。

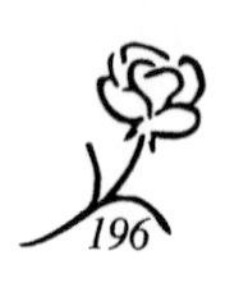

＊子宮次全切除安全嗎？

對於一個有經驗的內視鏡科醫師來說，不論是子宮全切除或是子宮次全切除手術對他們而言都是駕輕就熟，但事實上目前有受過正統訓練的內視鏡手術醫師仍相當有限。因此我們可以發現到有相當多的內視鏡手術合併症發生，所以不論是做子宮全切除手術或子宮次全切除手術，一定要讓已經接受內視鏡專門訓練的醫師來執行，才可以避免這些合併症的發生。子宮全切除與子宮次全切除的手術時所需要耗費的時間、流血量及住院天數在目前所發表的文獻報告及我們的經驗中，都發現兩者之間並沒有太大的差距，但是做子宮次全切除最大的問題來自於——約有2～10％的患者會有週期性來月經的現象，也表示有些殘存的子宮內膜會受到雌性素的刺激而出現週期的月經來潮，當然也有一些人會有分泌物增加及子宮頸發炎的現象，所以這是患者接受手術前必須仔細考慮的，不過利用內視鏡來做子宮全切除或是子宮次全切除，在內視鏡醫師看來都不會有太大的困難。

在台灣執行的子宮切除手術大多採行子宮全切除手術，且大部分婦產科醫師業熟悉此種方式。但長庚醫院在最近發現數位以前接受子宮次全切除手術，發現殘根的子宮頸發生子宮頸癌，雖然這些發生率只有1～2％，但是有殘存性子宮頸的話就會有子宮頸癌的可能性，因此在做子宮切除手術時，到底要做子宮全切除或是子宮次全切除手術，就應該由患者本身及醫師做很好的溝通，假如自己對週期性的出血、白帶或是陰道分泌、子宮頸癌的發生，或是對以後常規子宮頸的檢查，甚至以後可能會有病變需做進一步的治療時，沒有恐懼且有所心理準備的話，不管是做子宮全切除或是子宮次全切除手術，對個人都有其適應症。因此婦女朋友若需要接受子宮切除手術時，不妨詢問醫師的意見，以及考慮自己對於子宮頸殘留或是子宮全切除的顧慮，就可以做一個明確的選擇了。

❖　❖　❖

●慎選子宮切除手術的方法

在一九八九年，美國的亨利醫師利用腹腔鏡手術切除子宮後，腹腔鏡子宮全切除術引發了婦產科手術的大革命。台灣在一九九一年由長庚醫院首先提出腹腔鏡子宮全切除術之後也在台灣引起相當大的重視，亦引發了國內婦科手術的大革命，屈指一算，從一九九一年到一九九七年已經過了七個年頭，目前腹腔鏡手術由於腹腔鏡專用器械以及影像系統的蓬勃發展，因此腹腔鏡子宮全切除手術在絕大部分的醫院已經進入完全成熟的階段，也成爲常規手術方式。所以患者在接受手術時難免會遇到到底用腹腔鏡或用開腹的方式來進行手術的煩惱，多一種選擇多一種機會，可是對於許多人而言，多一種選擇卻是多一種煩惱，到底腹腔鏡子宮全切除手術與開腹手術它的優劣點在那裏呢？

＊子宮全切除手術是婦科常見之手術

根據統計，美國每年至少有六十五萬人接受子宮全切除手術，其中70％的人是由開腹手術來完成，也就是說有四十五萬人是經由一層一層打開腹部的皮膚、脂肪、肌肉後再行子宮全切除手術，另外二十萬人不經由腹部手術而是經由陰道的子宮前穹隆和後穹隆打開，將血管截斷後，讓子宮像分娩一樣的移出體外；而最新的手術——子宮全切除手術，是利用一個一公分、兩個〇．五公分的腹部傷口先放入器械，利用腹腔鏡的電燒及剪刀或雷射，將與子宮連接的血管及組織予以切開，再經由陰道將殘餘的組織分開剝離，再將子宮如同陰道子宮切除術般的移出體內。這幾種手術當中經由腹部的子宮全切除手術因爲經過皮膚、肌肉等痛覺神經密佈的地方，因此手術後非常疼痛，相對的，經由陰道的子宮全切除術，切開子宮及周圍的組織，避開了神經密佈的地方，所以術後的疼痛比開腹手術減低了許多；而腹腔鏡手術除了一個一公分、兩個〇．五公分的傷口外，亦是經由陰道將子宮移除，所以兩者之間的差別在於腹部多了幾個小傷口。照理來

說，腹腔鏡的子宮全切除手術應該會較經陰道子宮全切除手術更為疼痛，但並非每一子宮全切除都可適用於經陰道子宮全切除術。更重要的是，因為經陰道切除手術的視野及開口的範圍相當的有限，而且也會造成手術上的困難亦容易發生術後的止血困難，因此在美國也僅有30%的人可以經由陰道行子宮全切除術，但腹腔鏡手術改變這些狀況，因為有腹腔鏡的幫助，我們可以在極大的視野且目標極清楚的狀態下將陰道手術的盲點一一去除，例如在陰道子宮頸切除時，我們看不到有沒有沾粘的形成，有沒有卵巢、輸卵管的腫瘤，同時想要切除這些附屬器官也相當的困難，但腹腔鏡就有類似開腹一樣的優點，可以將這些病徵看得很清楚，然後再經由腹腔鏡的器械將這些病徵切除之後，將隨著子宮移出體外。對於這些比較容易沾粘或流血傾向的人，若用陰道子宮切除容易造成大量出血也操作不易，因此腹腔鏡子宮全切除手術摒除了腹部手術的缺點，也繼承了陰道手術的優點，所以腹腔鏡在極短的時間內受到極大的重視也受到患者的高度接受。

*誰需要子宮全切除？

子宮全切除的適應症相當廣泛，常見的原因有：

子宮肌瘤

對於有太大的肌瘤且已完成生育者而言，子宮全切除是最好的選擇，因爲通常子宮肌瘤是多發性的，只做單純的肌瘤刨出術並不能仔細地將深埋在肌層的肌瘤完全切除乾淨，日後難免有「養虎爲患」之憂，而需再度手術去除，因此已完成生育者以子宮切除較好。

子宮內膜異位症及肌腺瘤

子宮內膜異位長在子宮肌層就是子宮肌腺瘤，此時患者會有反覆性腹痛及月經疼痛的現象，若不行子宮切除則腺瘤病灶處會反覆出血而愈發疼痛，此時不但要行子宮全切除，同時要注意卵巢處有無巧克力囊腫，以免切了子宮沒多久又需做卵巢手術。

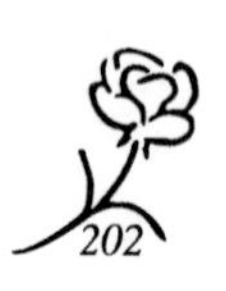

子宮有關的癌症

絨毛膜癌、侵襲性葡萄胎、子宮內膜癌都需要做子宮全切除，再者子宮頸癌，需做子宮根除手術（比單純子宮全切除做更大的切除），這些狀況都需要將子宮切除，以減少癌組織的體積，以利癌細胞的根除。

無法控制之子宮出血

有些荷爾蒙失調或極小的子宮肌瘤、息肉，會造成子宮異常的出血，雖然這類出血大部分可經由服藥治療而恢復正常，但有些人對藥物治療卻毫無起色，此時倘若年齡已超過三十五歲，又已完成生育，子宮切除不失爲一種選擇的方法。

子宮脫垂

對於年輕婦女因生產困難或多胎所造成的子宮脫垂，可以利用腹腔鏡做子宮懸吊術，但對於年齡較大的婦女，則經陰道做子宮切除順便做陰道整形手術，既可治療下體沉重的感覺，又可治療尿失禁的現象，一舉兩得。

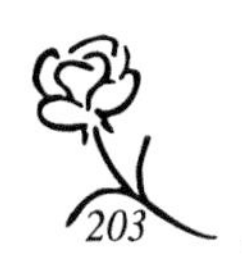

產後大出血

有些產後子宮收縮不良、前置胎盤的病人，在產後常有不可預知的大量出血，此時子宮切除成爲救命的唯一辦法。

其他

有些骨盆腔囊腫、卵巢癌或輸卵管病變，需要同時切除子宮以預防惡化的可能。

可見需要做子宮切除的情形很多，而子宮最大的功能在於孕育下一代，因此已經完成生育又罹患子宮有關疾病需做子宮切除的婦女，不需要太過於擔心，因爲這是婦產科極爲常見的手術，手術時間只需一小時左右，術後的婦女除了少一個病灶的子宮外，仍然是一個荷爾蒙十足的標準女人。

＊腹腔鏡子宮全切除手術的適應症

上述的原因都要做子宮全切除，不過如有以下的困難情形，更是腹腔鏡手術的適應

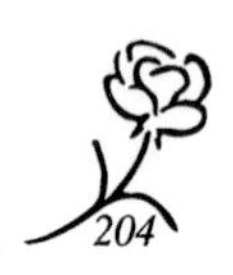

症：

1.曾經做過骨盆腔手術懷疑沾粘者。

2.有子宮內膜異位症、剖腹生產或骨盆腔感染而懷疑沾粘者。

3.子宮明顯腫大或移動不良者。

4.有骨盆腔不明原因的疼痛或子宮附屬器官病變者。

5.懷疑其他器官，例如腸子、盲腸等疾病者。

以上這些都是利用腹腔鏡完成子宮切除最好的適應症。原本子宮脫垂或骨盆腔鬆弛的人，本來就可以使用陰道切除的方式，不需改變成使用腹腔鏡，但有些需要做膀胱懸吊或其他矯正手術的人，仍然以腹腔鏡爲其最好的選擇。

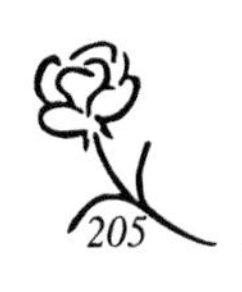

*開腹手術及腹腔鏡手術的比較

開腹手術時需要一層一層的將皮膚、脂肪、肌肉、腹膜予以切開後，再將子宮旁的組織、血管予以結紮切除，直到最後將子宮完全跟周圍的骨盆腔、膀胱還有輸尿管、直腸剝離之後，再直接將子宮切開而移出，因此在開腹手術時需要用相當多的縫線縫合，這些縫線容易造成骨盆腔的沾粘。腹腔鏡手術在理論上跟開腹手術是完全一樣的，所不同的是腹腔鏡利用電燒系統當止血的工具，儘量減少使用縫線綁線的方式來做血管的結紮，因此減少縫線的存在，但利用電燒也可以做一相當好的止血，至於比較容易流血的子宮動脈，接近輸尿管的地方都會利用縫線的方式進入陰道予以結紮，因此手術時的難易度跟開腹手術相當接近，有相同甚至更大的視野，相類似的步驟，最大的不同是因爲腹腔鏡的整個子宮都是在腹腔之內操作，不像開腹手術對於大的子宮肌瘤可以將之移出腹部，因此有較大的活動空間，腹腔鏡手術在骨盆腔內的空間受到較大的限制，因此需要有一相當熟練的醫師才有辦法完成這種手術，所以在一些報導裏就會有一些腹腔鏡子

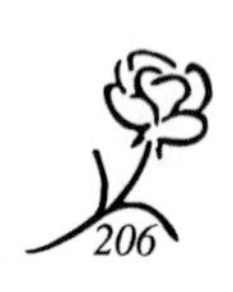

宮全切除手術的合併症發生。

*腹腔鏡子宮全切除手術之併發症

根據統計，腹腔鏡子宮全切除手術中可能發生以下之危險及併發症：

1. 有1.8％的機會發生膀胱損害。
2. 有0.4％的機會發生腸子損害。
3. 有0.04％的機會發生瘻管形成。
4. 有0.3％的機會發生尿道損害
5. 有0.2％的機會發生肺部栓塞。
6. 有0.7％的機會發生陰道切口縫合處之蜂窩組織炎。
7. 有0.4％的機會發生泌尿道感染。
8. 有0.5％的機會發生骨盆腔血腫。

9. 有0.3％的機會發生呼吸道感染。

10. 有0.1％的機會發生傷口感染。

11. 有1.4％的機會需要輸血。

12. 有1.6％的機會因爲粘連、肥胖、子宮體過大、子宮內膜異位症侵入腸壁、出血及手術中之捐害，而改變手術方式爲傳統開腹手術。

根據美國婦產科醫學會在一九八四至一九八八年對美國婦產科醫師所施行的子宮切除手術統計中發現，合併症是無法完全避免的，經由腹部子宮全切除手術時的合併症包括膀胱受傷、發燒、骨盆腔化膿等合併症加起來約39.4％，經陰道手術有35.9％，但美國內視鏡醫學會在一九九四年的腹腔鏡手術之合併症發現，經由腹腔鏡手術時較低，僅有將近10％左右。兩者之間最主要的差別是因爲，利用腹腔鏡子宮全切除手術本身所造成的發燒的合併症較少，因此除了把發燒的合併症消除以外，經由腹部、陰道或腹腔鏡做子宮全切除手術，除發燒以外的合併症是相當類似的，也可知許多的合併症是無法避免的。從以上的資料我們可以知道在一般美國的醫院裏，這三種經由腹部、陰道或腹腔鏡手術的合併症是相當類似的，然而很多的報告顯示，「腹腔鏡大師」所在的地方其手術的合併症卻是低得驚人，也就是代表腹腔鏡手術的技術性極高，因此爲了避免腹腔鏡的合併症發生，最好的方式還是愼選醫師，選擇好的醫師是避免合併症的唯一途徑。

❖　❖　❖

資訊時代的來臨大家生活方式傾向輕薄短小，而腹腔鏡的手術完全符合時代的要求，因爲腹腔鏡手術的傷口小、疼痛輕、康復時間很短，對於個人及社會生產力的支出也相當的小，因此必須做子宮全切除手術時，如何選擇自己手術的方式，相信聰明的您一定可以得到一個最好的答案。

●面對子宮切除後的日子

子宮，顧名思義是孩子的寶宮，胎兒由受精卵開始，逐漸成長至能夠離開母體獨力生存前的這段時期，都藉著子宮的保護，因此在懷孕當中，子宮除了提供營養給胎兒外，還給予胎兒一適當的保護，當然存在與否，代表是否懷孕，對於生殖期的婦女是相當重要的。

＊子宮的功用

事實上，子宮位在骨盆的中央，前有膀胱，後有直腸，是一個中空的肌肉性器官，

主要讓受精卵有適當著床的地方，在未受孕時也負責每月月經週期的來潮——子宮內膜的剝落混合血液、分泌液就是經血，再者，子宮內膜外面的子宮肌層提供了彈性的伸縮空間，讓胎兒在成長中可以隨著胎兒的成長而變大，另外，也提供通路讓卵巢排出的卵子藉由輸卵管，與經過子宮腔到達輸卵管處的精蟲結合，從生理學上看，子宮最主要的功能是提供一生殖空間、環境及適當的保護給新生命，子宮可以分爲子宮頸及子宮體，子宮頸也有其重要性，因爲子宮頸就是在子宮的最下方與陰道接處的地方，具有一些腺體分泌粘液，會因月經週期受女性荷爾蒙的刺激而改變，因此平時有保護的作用，在排卵期也有讓精子快速進入的功能，懷孕時也可形成粘液栓塞的作用，因此子宮與子宮頸在醫學上最重要的地方在於生殖上的功能，若生殖功能已經結束，子宮就不再有如此大的重要性了，何況，子宮全身並不分泌女性素。

＊子宮切除的手術方式

子宮切除的手術方式目前有三種，包括了開腹的子宮切除、經陰道的子宮切除及近

代發展出的腹腔鏡子宮全切除。

1. 開腹的子宮全切除：經腹部的子宮切除手術原則上先一層層的打開腹部的表皮、皮膚、脂肪組織、肌肉而進入腹腔，之後再利用電燒及縫線的方式，將子宮旁的血管、韌帶予以結紮後，逐漸由子宮上部往下切開而將子宮包括子宮頸移除，這是傳統的子宮切除方式也是婦產科醫師最熟悉的方式。

2. 經陰道的子宮全切除：對於有子宮脫垂或膀胱直腸脫垂的人，子宮的切除方式可經由陰道，這樣可以減少腹部切口，減輕術後的疼痛。

3. 經腹腔鏡的子宮切除：有許多無法經由陰道切除情形的子宮需經由腹部切除，腹部的切除又會造成極大的疼痛，因此利用腹腔鏡的幾個小傷口來執行一些血管及韌帶的結紮，可以有效的將子宮與旁邊的組織予以分隔開，然後將子宮經陰道移出體內，有效的進行子宮全切除。

這幾種手術方式各有其適應症，當然傷口愈大恢復的時間就會拉長，因此對於要行子宮全切除手術的人，其最不疼痛的方式就是經陰道的子宮切除，其次是腹腔鏡切除，

最後才是開腹的手術，當然，手術的方法決定也不能單就傷口或疼痛的大小來取捨，而應就個人的病情決定。

＊子宮切除後的性生活

子宮對於女人的重要性是不言可喻的，然而子宮的重要性，上帝所付予它的是生命的繁衍，與「性」並沒有太大的關係，在醫學上有相當多人做婦女子宮切除後性滿意度的調查，發現手術前後對婦女性高潮並沒有太大的差異，而且房事上絕大部分的先生都可以接受，且夫妻的感情皆未受影響，對於因爲肌瘤或極度的亂經而需行子宮切除的人，在手術之前大多無法行房，反而子宮全切除手術後可以再行房，因此，對於性生活反而會更加的滿意。

＊子宮切除術後的情緒感覺

有許多婦女在切除後情緒和以往不同，對於在切除前有嚴重腹痛或經血過量的人，會因爲切除情況改善而感到舒暢，較沒有子宮切除後感情上的困擾，但有許多婦女因爲未做好準備就較容易表現出子宮切除後的種種不適，手術後的憂鬱症就容易表現出來。

＊什麼是憂鬱症？

其實憂鬱症就是心理的一種感覺，感到生活似乎沒有辦法輕鬆地過下去，當然有人會感覺相當悲傷，或是一直沉溺於憂愁當中，甚至想自我了結。在精神科中會按照憂鬱症的強度、時間的長短，或是發作的頻率來做憂鬱症的定義。簡單地說，睡眠的時間增長、沒有活力、食慾減低、講話速度的減緩、較不樂觀或社會行爲的改變，都是一種憂鬱症的表現症狀。大多數子宮切除後的患者能夠得到肉體症狀的解決，但有些人會因而

發生憂鬱症。

*為什麼會產生憂鬱症？

婦產科醫師能夠注意到子宮切除後憂鬱症的患者相當的少，最主要原因是術後追蹤時間大都在一年左右，以為病好了，就不再繼續追蹤了，然而憂鬱症發生的時間常常都是在手術後三年以上才逐漸的產生出來，根據統計，有70％子宮切除的患者在三年後會有憂鬱症，比起沒有做子宮切除手術的人，有高出兩倍以上的發生率，因此子宮切除術後要注意憂鬱症的發生。

其實憂鬱症是與腦部生化的變化有相當關係的，因為子宮切除後，在我們腦中有一種物質叫β(beta)endorphins（腦啡）的產量會減低。根據統計，在停經後的女性朋友其腦啡就比正常的還低。卵巢切除者會發現其體內的β(beta)endorphins在六個月後，就會有明顯的降低，尤其是對於也行子宮全切除但保留卵巢，還是會有卵巢功能逐漸衰退，就會造成β(beta)endorphins也逐漸的降低，而有憂鬱症的現象發生，這些人我們使用女性荷爾蒙的補充，就可以增加體內的β(beta)endorphins，改善這些現象。

＊色胺酸不足也是原因

色胺酸在我們腦中形成，此物質會讓我們的身體感到有舒服好過的現象，子宮切除後的婦女，此種物質的產量減少了，就發生憂鬱症。因此我們使用單胺酸或MAO（單胺酸氧化酶）的抑制劑，可以增加色胺酸的濃度，子宮切除後的婦女就較不會有憂鬱的現象，感覺到身體狀況比較好。不過更簡單的方法是給予女性荷爾蒙，可以改善婦女憂鬱症，因爲雌性素會增加色胺酸或抑制單胺酸氧化酶的抑制劑的功用，有緩和憂鬱症的作用，不過，服用雌性素時要小心，因爲女性荷爾蒙治療較高量，阻礙了維他命B6的吸收，所以應該增加維他命B6的吸收，避免防礙色胺酸的形成。

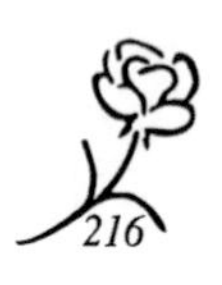

＊如何克服子宮全切除後憂鬱症？

克服子宮全切除憂鬱症應注意以下六點：

1. 荷爾蒙補充：荷爾蒙是否需要補充及補充量的多寡需要依醫師處方加以調整。
2. 適當的運動：應該有規則運動的習慣，可以讓身體的內分泌正常減少憂心。
3. 節制飲食：子宮切除後，減少了血液的流失與情緒的緊張，很多人會因此發胖，所以術後應攝取適當的養份，不要過量的飲食。
4. 得到成就感：不論是由工作中或家庭中，獲得肯定與成就感可以避免走入憂心的死胡同。
5. 術後情緒上最好能經由婦女互相支援的系統，藉著互相鼓勵與支持，減輕子宮切除後的憂鬱症狀。
6. 精神的治療：對於憂鬱症嚴重的人，給予精神治療可以有效地改善精神狀態，再

給予適當藥物，就可以讓憂鬱症的人逐漸恢復輕鬆心情及正常的生活。

*不切除子宮也是一種選擇

目前有許多人需要做子宮全切除常是因為經血過量造成貧血或失血過度的現象，因此病人選擇子宮全切除，隨著醫學的發達與進步，有其他的變通方式可以避免子宮的切除，也可免除經血過量的困擾，這就是子宮內膜破壞術，子宮內膜破壞術最主要是在適當的麻醉下利用擴大器撐開子宮頸，再利用子宮鏡接上雷射或電燒的方式，將子宮內膜細胞予以燒灼使子宮內膜細胞不再增生就大功告成了，全部在一個小時之內完成，而且沒有手術後傷口疼痛的問題，大部分的病人都可以立即出院。此手術保留子宮，讓對子宮有很深情結的人可以保留子宮，使之不致成為失去子宮的女人。

❖ ❖ ❖

「身體髮膚，受之父母，不敢毀傷」，對於子宮雖然已經完成了撫育的任務，但沒有重大的病變也儘量以保存子宮為原則，但對於有子宮病變，需要做子宮切除的人而言，

倒也不必存有子宮情結，因為子宮是撫育下一代的任務，完成任務後，讓子宮功成身退也未嘗不可，況且子宮本身並沒有雌性素的分泌，因此並不會因缺少子宮而有衰老的現象。子宮切除後有七成的人會逐漸有憂鬱症的現象，因此子宮全切除的人，應每年定期回門診接受醫師檢查以及心理諮商，讓更年期後更年輕不是困難的事。

生育篇

婦科手術後的沾粘問題

術後沾粘是醫師跟病人最煩惱的事情，病人術後的疼痛與不適，造成生活上許多的不便與痛苦，有些人除了腹脹、腹痛外，還可能發生腸阻塞的現象，不過都會尋求醫師的幫助，但醫師除了增加藥量或加上痲醉性藥物外，往往束手無策，甚至需要利用另一次的手術來克服嚴重的術後沾粘或腸阻塞。傳統開腹去除沾粘的手術，反而會造成更嚴重的沾粘，所以大部分的醫師只能用內科治療的方式應付，但是患者卻可以感覺到藥物的效果越來越差，看醫師的次數也變得更頻繁，醫師可以做的治療也愈顯得無效，直到醫師束手無策。一直到了腹腔鏡發明，開始使用於沾粘的治療才有較爲直接解決的方

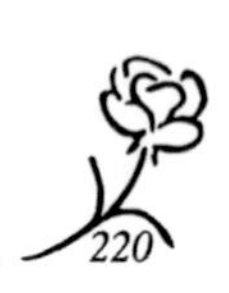

式。沾粘事實上也造成很多人骨盆腔手術後不孕的最大原因，也是許多想懷孕的婦女雖經過成功的生殖手術後還無法懷孕的最常見原因。

黃太太在五年前，因為右側卵巢腫瘤接受開腹手術，行右側卵巢切除手術，術後病理檢查結果雖是良性的，但術後黃太太老是覺得有下腹部悶痛的現象且發現到每當腸子蠕動時都會覺得更加不適，到婦產科醫院做超音波檢查與抽血檢查都沒有發現任何不正常的現象，但是黃太太的腹痛卻一直持續著，有時一個月總要痛上十來天，有時整個月都會有疼痛的現象。黃太太又轉到另一家醫院做檢查，檢查的結果與上次相同，不過醫師告訴她可能是術後沾粘造成，黃太太詢問醫師有無解決的方法，醫師告訴她可能需要再開另一次的手術把這些沾粘去除，然而黃太太非常擔心再一次的開刀不是又會造成更多的沾粘與更嚴重的腹痛嗎？黃太太很懷疑這位醫師的診斷，所以又轉到醫學中心接受檢查，我們發現與以前所做的檢查並沒有什麼不同，但卻無法排除腹內沾粘所形成的腹痛，因此我們建議她接受腹腔鏡檢查，同時去除沾粘，黃太太也同樣懷疑腹腔鏡會不會造成更嚴重的沾粘？腹腔鏡它的優點就是屬於微侵襲性的，因此可以將沾粘減少至最低，所以在我們的經驗中，對於手術去除沾粘的患者，雖仍有沾粘形成的可能，但八成以上都可以有非常好的療效。黃太太因無法忍受長期的慢性腹痛，因此接受行腹腔鏡沾粘去除，術後長期的腹痛因此舒緩，黃太太很驚奇腹腔鏡手術的功效，為什麼一樣是開刀後遺症的發生卻有這麼大的差別？

*為何會造成沾粘？

其實沾粘是身體受傷後癒合的結果，癒合是幫助組織維持它的完整性，因此它常發生在組織發炎或創傷之後，組織創傷或發炎之後，有血清狀的液體滲出，大部分的滲出液在七十二小時之內就被吸收，但是仍然會有一些持續存在，讓纖維母細胞形成長久性的膠質，造成沾粘的形成。爲何這些滲出液有些會消失有些會造成沾粘？最主要是我們人體內源性纖維溶解的系統無法完全發揮功用，使這些纖維形成沾粘膜而造成沾粘的初步。

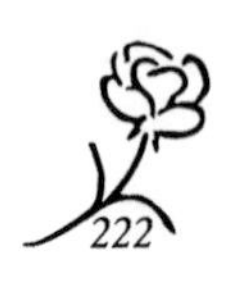

＊那些術後情況易造成沾粘？

1.創傷：尤其是腹膜的創傷容易有纖維的囤積形成沾粘，所以若能減少腹膜的傷害，就可以減少沾粘的形成，精密的手術、較好的放大作用都可以降低沾粘的機會，另外，暴露在手術燈高溫且乾燥的環境也容易造成腹膜的受傷，所以在手術時間愈短並適當使用生理食鹽水的潤滑表面，都可以有效的降低腹膜的受傷。

2.感染：這是第二個最常見造成沾粘的原因，因為細菌會造成組織更嚴重缺氧狀態，因為細菌產生的凝結的酵素也會造成血液灌流的減低，使白血球的細胞侵入，形成一個炎症反應，所以會有嚴重的沾粘產生。所以避免感染的發生，可以降低這些沾粘的反應，當然適當的使用抗生素以及手術時特別注重無菌的觀念都可有效改善感染的可能。

3.缺血的狀態：缺血的情況是造成沾粘相當常見的原因之一，因此手術時一定要注意止血，過份的電燒、縫合會造成深部組織的壞死，也會造成缺血的狀態而導致

沾粘。

4.外物的影響：因爲外物會造成組織的排斥作用，而造成炎症反應，導致沾粘的形成。目前婦產科所使用的羊腸線常會造成嚴重的異物反應，有些非吸受性的縫線，比較不會因吸收產生反應，所以縫合時應使用不反應的縫線，以減少沾粘的形成。

5.出血：少量的出血會經由腹膜吸收，但是若出血地方在缺血或粗糙面上，就會讓溶血的系統無法發揮作用，因此會有大量的纖維母細胞的進入而形成沾粘，所以完整的止血是很重要的。

6.粗糙面的形成：腹膜的再生，主要是經由腹膜下的細胞再生而形成的，但是這些粗糙失去腹膜掩蓋的組織，若在三至五天新的腹膜組織尙未形成之前與其他組織接觸，這樣就容易造成沾粘。所以，手術時減少粗糙組織有助於避免沾粘的形成。

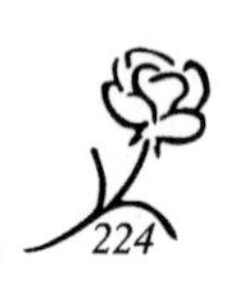

＊腹腔鏡為何會術後減少腹內沾粘的機會？

1. 腹腔鏡傷口小：傳統手術腹膜的創傷往往比肚皮的創傷大，相反的，腹腔鏡上腹腔創傷往往比傷口還小，因此從開腹手術一個二十多公分的傷口與腹腔鏡一個不到二公分的創傷，當然腹腔鏡所造成腹膜的創傷較少，可使纖維溶解系統保持完整，較不易造成沾粘。

2. 腹腔鏡顯微手術：腹腔鏡手術在電視影像幫助下可以放大二十倍左右，有如在顯微鏡下做精細的手術，如同「顯微精細手術」，可以減少組織的創傷。

3. 在密閉的腹腔內手術：因爲腹膜若暴露在空氣中容易造成腹膜的脫水或擦傷而形成沾粘。腹腔鏡是經由幾個小傷口進行手術，少了這層顧慮。

4. 感染機會少：腹腔鏡手術時傷口小，又有相當大量的充水及吸水的設備，可以完全清除雜物細菌，減少感染的發生。

5. 減少縫合的方式（減少異物反應）：減少縫合的機會，降低縫合線造成組織異物

的反應也減低，而腹腔鏡手術必須縫合時所使用的縫合線，也都以對組織不反應的線爲主，因此異物反應也可降至最低。

6.止血徹底：由於腹腔鏡手術有極好的影像系統，解析度相當清楚，因此出血點也相當容易在鏡中觀測到，並完整的止血，腹腔鏡手術的止血常採用雙極電燒的止血，比起開腹手術中的單極電燒止血，熱傷害可以減到最小，因此可以減少沾粘的形成。

7.相當的粗糙面形成：器官切除後粗糙面的形成，腹腔鏡與開腹手術它的範圍是一樣的，這一點可能是利用腹腔鏡手術仍會有沾粘形成的原因，但比起開腹手術可就「小巫見大巫」了。

*防止沾粘的秘方

1.爲了避免術後的沾粘，最好的手術方法宜採用微侵襲性的方式，腹腔鏡手術就具備有此項功能。

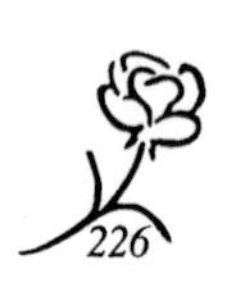

2.消炎藥物的使用：傳統上會使用類固醇及抗組織藥物以防止沾粘。理論上因爲類固醇類可以降低纖維母細胞轉移至發炎組織的功能，也可將細胞內的溶解體的膜穩定，不會造成細胞的溶解，降低血管中滲出液的滲出，因此有許多人認爲可以有效的改善沾粘的形成。但是目前爲止有相當多的研究發現，不論是使用抗組織氨、類固醇或是兩者加在一起使用，並沒有相當的證據顯示對於沾粘有特別的好處，但仍有人堅信此種方式是有效的。

3.放置高分子的溶液：可以藉由高分子披附在手術的粗糙面上，減少粗糙面與身體組織相接合的機會，可以減少沾粘的形成，雖然在有些報導中發現這是有效的阻隔方法，但也發現在一些報導中指出這是無效的。較另人擔心的是，有案例報告有人使用防止沾粘的溶液卻因此過敏、休克甚至死亡，因此現在的使用逐漸減少。

4.使用防止沾粘的覆蓋膜：較出名的TC7、Gore-tex在動物及人體實驗顯示這兩種利用人工合成膜覆蓋在傷口上，可以有效的減緩沾粘的形成，因此目前在生殖手術中，對於要預防沾粘形成，常常使用這種沾粘預防的膜。在腹腔鏡手術中對於這

兩種膜的置入，也是相當的簡單，因此在目前此種沾粘的預防方式是最容易被接受的。

❖ ❖ ❖

術後腹內及骨盆腔沾粘往往是醫師的最怕，也是患者的最恨，然而婦科手術或多或少有組織的受傷，因此沾粘形成似乎不可避免，只能利用各種方法減少發生的機會。腹腔鏡手術本身具有微侵襲性效果，因此可以將容易造成沾粘的受傷、感染、缺血、異物反應、流血或粗糙面的問題有效的改善，因此腹腔鏡手術比起傳統手術而言，它對術後疼痛的改善也是具有相當大的功用，但「水可載舟，亦可覆舟」，我們也曾經看過腹腔鏡手術術後有嚴重的沾粘，最主要的原因是醫師在手術時的經驗不足與患者本身的體質不良所造成。不過比起傳統手術而言，腹腔鏡手術的確減少了術後沾粘及術後疼痛的形成，因此在傳統手術與腹腔鏡手術選擇時，爲了避免術後的合併症與後遺症，我們建議使用微侵襲性的腹腔鏡手術應是較好的選擇。

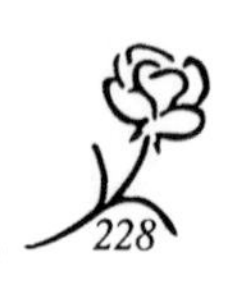

●輸卵管顯微再接手術

輸卵管顯微再接手術，是一種困難度較高的手術，因爲它不僅是把切斷的輸卵管接合而已，而是必須讓術後婦女能成功受孕才行。

黃太太，三十歲，原育有兩個孩子，生產第二個孩子後，夫妻兩人衡量年齡、經濟能力、社會趨勢後決定不再生育第三個小孩，因此由黃太太做了輸卵管結紮手術，結紮後五年，老大因一件意外車禍而喪命，只剩下孤零零的老二，失去老大後的家庭讓夫妻倆老是覺得缺少了什麼似的，因而夫妻倆人決定再添一個小孩，但是黃太太已經做了輸卵管結紮手術，怎樣才能再生一個小孩呢？黃太太請教了幾位醫師及親朋好友，有些人

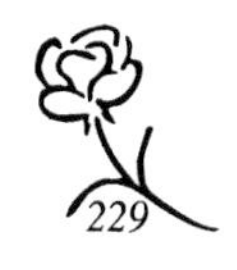

建議她做「試管嬰兒」，有些人建議她做「輸卵管再接通手術」，而且每個人都列舉了這些方法的好處，令她不知該如何選擇，最後選擇了開刀做輸卵管再接通手術，由於手術費用頗高，她只好到幾家醫院去「比價」，最後找了一家最便宜的醫院動手術，手術順利的完成了，不過經過了半年卻仍沒有懷孕的消息，只好再換一家醫院檢查，我們幫她做子宮輸卵管攝影，發現兩邊的輸卵管仍舊阻塞不通，因此我們建議她做腹腔鏡檢查並動手術，手術時，發現輸卵管再接處仍舊瘢痕化而無法暢通，此時，我們就利用腹腔鏡將輸卵管周圍的沾粘去除，並使用腹腔鏡體內縫合法，將阻塞的輸卵管部分切除，再利用極細的縫合線將兩端縫合，術後第一個月黃太太就成功的受孕，但卻不小心流產了，經過夫妻倆再接再厲的嘗試，第三個月黃太太又順利懷孕，目前已順利產下一子，家庭也因而又重拾舊日的歡樂。

*手術前的考量

究竟是「顯微再接手術」還是「試管嬰兒」方便呢？

「輸卵管顯微再接手術」提供了輸卵管結紮後想再懷孕的女性「重現生機」的機會，而「試管嬰兒」本身對於輸卵管阻塞（不論是發炎、結紮、發育不良或切除者）也提供了懷孕的機會，因此到底要使用何種方法，常教人不知該如何去選擇。其實選擇何種方法是因人而異的，最主要是考慮試管嬰兒的成功率，以及結紮時破壞的範圍及位置而定。

為結紮後預留「後路」

由於結紮後要求再接通的婦女很多，因此婦產科醫師在做結紮手術時，都會預留「後路」，也就是儘可能減少破壞範圍，讓婦女一旦又想懷孕時，有最高的接通機會，一般結紮時可以使用不可吸收性的輸卵管環套套住輸卵管，或利用縫線綁住再切開輸卵管，或利用腹腔鏡的單極電燒或雙極電燒產生熱破壞，使輸卵管凝結而阻塞，其中以使

用雙極電燒做結紮的破壞性最小，因此接通的機會也最好，所以決定要嘗試「試管嬰兒」或「顯微再接手術」之前，最好先做「腹腔鏡」的評估，再做決定。

最好的輸卵管再接的位置是在輸卵管的峽部或壺部，若是最末端的纖部已嚴重受損則手術效果最差，應避免使用再接通的方法，但如果結紮的位置在峽部且受傷的輸卵管很少，則使用再接通的方法成效最好，據統計，再接通後輸卵管的長度若超過四公分，則術後的受孕率可達50％，若長度超過六公分再加上精確的手術技術，則成功率可高達85％以上，此時採用顯微手術的方法，當然是最好的選擇。

然而這種方法的缺點是需要接受手術治療，比起試管嬰兒僅在取卵時需麻醉再利用針頭藉由超音波取出卵子而言，傷害性較大，因此令許多人望之卻步。不過，根據最近的一份報告顯示，世界的試管嬰兒平均每次取卵的成功率爲15％左右，禮物嬰兒則在25％左右，還有不少的試管嬰兒中心一年中沒有任何成功的試管嬰兒出生，當然，也有幾家生殖中心的成功率接近五成。因此，想要避免手術，直接利用試管嬰兒得子的夫妻，可能要把這些因素全部考慮進去才行。

*輸卵管顯微再接手術

這是困難度很高的手術，這項手術的成功並不是醫師把切斷的輸卵管接合就可以，它是代表術後婦女能成功的受孕才行，因此任何影響到輸卵管癒合或術後沾粘的步驟都要避免，例如：接合不良、使用縫線過粗、止血不良、腹膜過度刺激、前次沾粘未完全切除等，因此手術的技巧性很高。手術時，首先要去除輸卵管、卵巢周圍的沾粘，再利用子宮托打入色劑將阻塞的輸卵管部位顯露出來，再利用顯微電燒及剪刀，將阻塞及纖維化的地方移除，再放入探針做爲管腔通暢的指標，再利用九個零的針線縫合內層（針線比頭髮還細小），待內層縫合妥當後，再利用七個零的縫線，將外層密合，最後再檢視出血或沾粘切開處，做最完美的止血，此手術即可完成。此種手術由經驗豐富的醫師來執行，大約需二小時左右就可完成，若是輸卵管的狀況良好大都可達到六至八成以上的懷孕機會，可說是相當有效的手術，然而其最大的缺點就是需打開較大的腹部傷口，才能有效的做精密的沾粘摘除手術，如此卻造成了術後嚴重的傷口疼痛及腹膜粘膜的發

生，因此近幾年來又發展出迷你開腹手術，即利用四至五公分的腹部傷口行傳統的顯微手術，不過美中不足的是，小傷口的開腹手術中，無法將整個手術範圍做很詳細的檢查，當然也就無法將所有的病灶清除乾淨，手術的成功率也就大打折扣了。

＊腹腔鏡輸卵管接通手術

這比原來的開腹手術更是難上加難，因而有些手術者利用較粗的縫線來做斷端的縫合，如此不但造成接合不良，也促進了瘢痕及沾粘的形成，使成功的懷孕率明顯的降低了，可見即使使用腹腔鏡來執行此高難度的顯微再接手術，仍要使用七個零（比頭髮細）以上的線來縫合才行，目前世界已有多例的腹腔鏡顯微手術後成功懷孕的報告，不過此種手術依目前的設備發明，仍舊耗時費工，所以我們目前尚未將此種手術方法列入常規手術中。

*腹腔鏡協助下的迷你開腹手術

這應該是目前最好的方式，首先利用腹腔鏡評估此種手術的可行性，對不適宜手術的結紮婦女，我們就不需再讓她們接受開腹的創傷；至於那些適合做顯微手術的婦女，我們就可利用腹腔鏡將腹腔中沾粘、纖維化、子宮內膜異位、水瘤等病灶先行去除後，再經由腹腔鏡協助下，進行一個三公分的迷你顯微手術，如此一來，不但將開腹手術的優點掌握，也將迷你手術的優點引進，使輸卵管的密接程度達到最佳狀態，卻又不會有視野不夠寬廣的遺憾。此種開刀方法目前已被廣泛地使用，長庚醫院也有多例利用此種方法而成功懷孕的婦女。

*接通顯微手術後需知

通常在接通手術的半年內最容易受孕，因此術後對身體的保養及排卵日期，都要相當的注意：

1.避免骨盆腔感染：以免通暢的輸卵管又形成阻塞。

2.術後當月即可受孕：因爲此種微傷痕手術，不會因懷孕而裂開。

3.接近排卵時同房：以增加受孕機會。

4.不排卵者應即時使用排卵藥：因爲不排卵是女性最常見不孕的原因，不要以爲輸卵管通暢後什麼問題都解決了。

5.注意子宮外孕的可能：通常輸卵管再接手術後有較正常輸卵管更高的外孕機率，因此懷孕了仍要特別留意。

＊結紮時要謹慎

輸卵管結紮是一個相當簡單的手術，但結紮後的顯微接通手術卻往往耗時且難度頗高，根據統計，有3％的結紮婦女術後會後悔做了結紮手術，這些婦女中，有十分之一

的人在術後不到一個月就開始後悔了，而五分之二的婦女會在一年內感到後悔，尤其是年齡在二十五至二十九歲者，或婚姻狀態發生改變者，有最高的比率感到後悔。因此，術前最好有三個月以上的「思考期」，避免一時「想不通」，術後才又後悔莫及。

*腹腔鏡協助下顯微手術再創生機

對於一時想不通做結紮手術的婦女而言，一旦想要再現生機，試管嬰兒及顯微手術是兩項可選擇的方法，由於試管嬰兒的懷孕率目前仍未能突破50％（平均值只有14％），因此，對輸卵管結紮後卵管情況仍不錯的婦女，應嘗試利用顯微手術的方法接通再受孕，一旦選擇此項手術，則腹腔鏡協助下顯微手術的成功率較高，應可考慮採用。當然，醫師手術的技術是這項手術成功的「最要件」，因此，慎選醫師並接受最適當的治療才是成功的保證。至於手術後仍未能懷孕者，應接受進一步的檢查，近日長庚醫院完成了輸卵管接通失敗後再接通手術，由患者成功受孕順利生產的案例，可見「有心者事竟成」，千萬不要輕言放棄任何「生機」。

結紮手術

在門診時我們常遇到夫妻雙方來找醫生，問醫生到底男性做結紮好還是女性？這個問題令人感到相當的困難，最好的決定應是「誰的愛心大」就由誰來做結紮。其實男女雙方做避孕的方式對男女身體所受的影響均不大，尤其是對男性結紮或女性結紮而言，其結紮的地方並不是把男性或女性的荷爾蒙分泌阻斷，而是將輸精管或輸卵管的精子或卵子的通道阻斷，阻塞它的途徑，讓精子、卵子無法結合，並不是阻塞荷爾蒙分泌，所以對身體並沒有太大的影響，因此由誰來做結紮應該是誰的愛心大，犧牲一下又何妨？至於結紮阻斷精卵的通路後精子、卵子要何去何從呢？其實，這些單細胞萎縮後很容易被身體回收不見了。

陳太太準備在下個月臨盆，這是她第三次的生產，因為已有第三個小孩，因此她想到是否要做比較完全的避孕方式，也就是輸卵管結紮，但又非常的擔心身體是不是受得了。因為很多老人家建議生產分娩之後馬上做結紮的手術，既方便安全又簡單，但她擔心剛生產完之後，身體比較虛弱，馬上結紮又一次耗損體力，因此難免懷疑是否一定要在生產的這段時間，以後再結紮就不可以了嗎？等「坐月子」完養足體力不是更好嗎？

李太太今年四十歲，本來月經一直很規則但近年來變成斷斷續續的，在以前月經規則時，她總是利用計算排卵的方式避孕，但現在月經的不規則讓她三天兩頭往醫院跑，擔心是不是懷孕了。雖然擔心卻免不了「中獎」，因此只好在附近的醫院接受流產手術，因為她的月經週期很亂，婦產科醫師便建議她使用口服避孕藥來改善亂經也順便避孕，但是她卻對口服避孕藥相當的過敏，只要一服用就會有頭昏眼花、噁心、腹脹的感覺，因此不敢繼續服用。李太太想到結紮手術可以一勞永逸，但是不知道像她這種年紀是否適合做，會不會很麻煩呢？結紮後會不會停經呢？

*先來談談老掉牙的避孕方式

誰要做避孕呢？任何一對有性生活而不想懷孕的夫妻就應該要有避孕的措施，避孕的方式依其使用方式不同我們大約可以把它分爲七種：

1. 口服避孕藥：口服避孕藥的種類有很多種，針對各種不同需要有不同的含量，一般來說口服避孕藥內含有雌性素跟黃體素，目前有很多的口服避孕藥是按造人類的生殖週期中雌性素與黃體素的增加、減少做劑量上的改變，如此接近正常的生理環境讓服用口服避孕藥的人有好像生理週期一樣的正常變化，且針對一些對口服避孕藥會有噁心、嘔吐、熱潮紅等過敏反應的婦女，藥廠更推出低劑量的女性荷爾蒙以減低副作用，可讓更多人能接受。

2. 注射類固醇避孕：目前類固醇避孕藥相當多，不過它有一定的使用期限，到時便需要做更換或是植入，否則就失去其避孕的效果。

3.子宮內避孕器：子宮內避孕器對已婚或已生產過的婦女而言是一種相當好的避孕方式，但有相當多的人會因此而造成亂經的現象，大部分婦女也會有導致貧血的現象，也有極少部分的人會有子宮內避孕器穿出子宮傷及腸子的現象，所以子宮內避孕器也有相當多的婦女不願使用。

4.局部物理性或化學性的阻塞：例如使用保險套、子宮頸套或泡沫的阻絕劑皆是利用物理或化學方式來阻擋精子及卵子結合的方式，不過，它的缺點就是「臨陣磨槍」使許多人因而性趣缺缺或不小心懷孕。

5.性交中斷法：此為最不保險的一個方式，因為在射精之前往往已有很多精蟲存在於男性的分泌液中而造成避孕的失敗。

6.排卵日的計算法：排卵日的計算法對於月經週期規則的婦女而言是一相當有效的

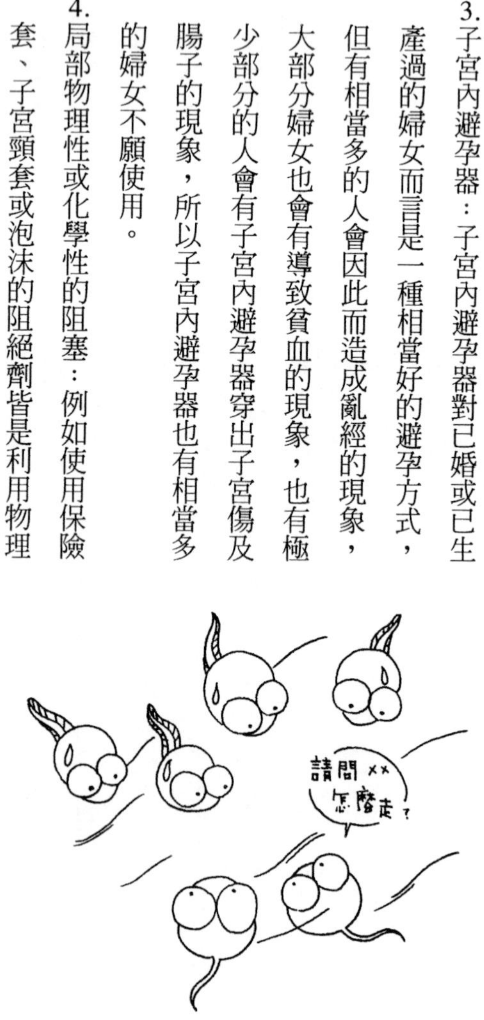

避孕方式，但在女性的生理週期會因壓力、環境而有很大的變化，例如考試、旅行等往往會造成月經的混亂，因此如果只是使用此方式相當容易造成失敗的現象。

7.結紮：包括了女性的結紮與男性的結紮，此爲永久性的避孕方式。其優點是再發生懷孕的機會極低也不需要再特別的照護，但它的缺點是一但想再懷孕需要經一番費勁的手術，才能恢復通暢的輸卵管或輸精管，因此需要有相當謹慎的考慮後，再決定是否做這種永久性的節育方式。

＊為什麼要考慮用結紮的方式呢？

避孕的方式有如此多種，要選擇時就以個人的需求爲最主要的原則。以美國而言，在較爲年輕的族群裏有超過35％是使用口服避孕藥做爲避孕的方式，三十歲以上的婦女口服避孕藥就降低到10～15％左右，而在十五至三十歲的族群裏使用結紮方式的只占有10～15％，但在三十歲以上利用結紮方式的便高達45～50％。因此我們看得到年齡也是

結育所考慮的因素。至於結紮手術是一個極爲安全的手術，但我們可以發現，十個結紮的婦女會有七到八個婦女在結紮手術後感到後悔，因此其中有十分之一的人會請醫師做再接通或用其他方法再得到受孕的機會。所以使用結紮的方式應在年紀較大時會比較適合，當然做永久性結育手術的夫妻應考慮到自己孩子的數目及其年齡，也要考慮到婚姻狀況、自己身體的健康及情緒穩定度，在這樣通盤的考慮之下才來決定到底要用何種方式做爲避孕。一般對於年輕的婦女我們建議儘量採用口服避孕藥、保險套或是裝子宮內避孕器來做爲避孕，尤其在台灣大部分的避孕都是由女性來做，因此使用子宮內避孕器對於一些已生過小孩的人不失爲一種相當好的避孕方式。而對於已四十歲以上，像李太太她本身又有亂經且害怕服用避孕藥時，最好的方式就是做結紮手術。

＊結紮手術的最佳時機為何？

有相當多的人認爲結紮手術最好是在產後馬上做，其實產後並不是最好的時機，因爲很多的婦女在生產後尤其是只生產第二個之後便匆匆的決定要做結紮手術，這樣的話

所必須考量的，不但是生產完後母親身體較虛弱如馬上要做結紮可能要再做一次麻醉，對母親來說是較爲辛苦的，再者便是小孩子的存活問題，即使是外觀相當良好且足月的胎兒發生胎兒猝死的機率仍然是有的，何況是在扶養的過程裏往往會有一些意外事情的發生，因此在產後馬上進行結紮手術是我們所不樂見的。我們對於生產後想做結紮手術的人會在隔天再做結紮手術，一則是讓媽媽體力能得到適當的休息；二則是讓她有充分的時間再做進一步的思考。但是對於剖腹生產的人，我們建議她在生過第三胎之後再決定結紮，如此我們便「舉手之勞」，順便進行結紮而不需要多一些傷口，這倒是一個例外且非常好的時機，至於其他不是做剖腹生產的婦女並沒有特別壞或特別好的時機。似前，腹腔鏡手術不發達時，因爲產後子宮較大較容易結紮因此都建議產後馬上結紮，目前使用腹腔鏡來做結紮手術是相當方便而傷口相當小，比產後直接結紮的手術傷口更小、速度更快，因此婦女實在不必爲產後是否結紮而傷腦筋，因爲產後結紮的優點僅是減少一次上醫院的機會而已，但事實上很多的婦女在做產後檢查、健康檢查時都還是要再上一次醫院，因此，在此「事關重大」的結紮中再排出一天來做結紮實在是値得的。

＊結紮的方式

經由腹部手術結紮

經由腹部手術即是傳統方式，對於剛剛產後的患者會在接近肚臍的地方打開一個二公分的傷口，然後用「瞎子摸象」的方式利用手指或一些手術儀器到腹腔中將輸卵管抓出肚臍外，再加以切開完成兩邊的結紮手術。由於這是一個盲目的手術，有時會耗時很久還是找不到輸卵管，因此，雖然是小手術也有人可能費時三至四小時以上才完成，甚至原本只有二公分的傷口變成長達十幾公分的傷口。而對於不是剛生產後的婦女做結紮則是在恥毛上方的地方做個二公分的切口再將輸卵管抓出做結紮，這也是一種釣魚方式，技術生疏者難免會有許久釣不到輸卵管而費時良久。

經由陰道做結紮手術

經由陰道做結紮手術比第一種手術更沒有保障，因為經陰道來做此手術時，所能看到的範圍更爲狹窄，而且所做的手術方式往往是做輸卵管繖部的切除手術。因此對於以後反悔想要再懷孕的人來說，這是一種最不容易成功接通的方式，所以除非絕對必要，我們儘量減少做經陰道輸卵管結紮手術。不過這種手術因爲沒有腹部傷口（傷口在陰道），所以還是有許多婦女願意接受此類手術。

經腹腔鏡做結紮手術

這是近年來最熱門的結紮方式。經腹腔鏡來做結紮手術除了看得相當清楚之外，也相當方便、快速，因此目前除了產後結紮直接使用迷你開腹的方式之外，其他大致上都是用腹腔鏡來做結紮。

＊新潮的腹腔鏡手術

由於電視影像系統、光源傳送系統、自動縫合及止血設備的進步，使原本需要大傷口才能完成的傳統複雜手術，變得可以用最小的傷口、最先進的開刀設備來完成，這種

進步好比以前吃飯是用手抓飯進步到改用刀叉、筷子夾食物般，內視鏡的醫師就是利用各種靈巧設計的「筷子」——長柄器械，藉著腹部或胸部的小傷口（〇．三至〇．五公分）放入套管後，操作器械執行手術，因此手術後病人不像以往大切口的開刀之後會有一段長時間的疼痛期及恢復期。

傳統的手術雖然在腹部、胸部劃出一個十公分以上的傷口，但實際上需要動手術的器官卻深埋在腹內，有如東西放在深井中，非圍繞在井旁是看不到井內的「寶藏」，所以手術時往往僅有手術者及第一助手，看得到操作的過程及結果。電視影像系統的進步改變了這種情形，使得手術室的每一個人，包括手術者、助手、護士、麻醉科醫師，都明瞭手術進行的過程，形成一個休戚與共的手術團體。近來影像系統又發展出三晶片的系統，每一英吋包括七百條水平幅線，加強了影像的清晰度，並且利用「雙眼」的腹腔鏡，使影像具「立體」的感覺，也大大的改善原本腹腔鏡中由於「平面」影像造成的失眞，使電影欣賞更具眞實性。

＊腹腔鏡手術的過程

目前我們常使用的是〇・二公分的腹腔鏡，在傷口中放入腹腔鏡再尋找輸卵管的位置，同時我們會在恥毛上方或下腹部再打入一支〇・五公分的套管進到骨盆腔裏放入雙級電燒，利用雙級電燒來凝固輸卵管狹部的地方，待兩邊做完之後把套管移出，甚至不需要做縫合就可以完成腹腔鏡結紮手術。因此，腹腔鏡結紮手術大概是所有腹腔鏡手術中最快而疼痛最少的手術方式。

對於婚姻狀況穩固或年齡較大而願意自我犧牲的婦女想要做避孕時，結紮不失為一種很好的選擇，而結育手術利用腹腔鏡來做結紮不但傷口相當小，而且可以順便利用腹腔鏡來檢視腹腔內任何異常的現象，並同時予以切除，這樣不但有效的避孕且可以順便健康檢查及疾病治療，讓進入中年以後的婦女或常有腹痛的婦女免除癌症的恐懼。使用腹腔鏡做結紮手術，尤其是使用迷你腹腔鏡來做結紮手術，讓患者僅有些疼痛的感覺而

且可以得到一個相當有效的避孕。根據統計，利用結紮的方式來結育大概可以達到99.9%的成功率，因此做結紮手術的婦女不需要擔心是不是會有像使用避孕器或計算排卵日錯誤造成避孕失敗的現象。所以我們建議四十歲以上的婦女如想要避孕，應找婦產科醫師做迷你的內視鏡結紮手術，當天手術後休息一個小時就可以回家了，既方便又安全。不過，此項手術健保不給付，需自費進行，而各大醫院的價格各有差距，所以術前可做一詢問再確定要不要結紮，要在哪裏結紮。

●試管嬰兒vs.生殖手術

生殖手術與試管嬰兒兩種治療方式是不相牴觸的，但究竟那一種方法適合自己的症狀?如何選擇才經濟實惠又有效呢?先來看看以下兩個案例，妳也可以衡量一下自己的

狀況，好好地和先生家人仔細商量分析！

陳小姐結婚三年仍無法懷孕，因此到附近的診所接受檢查，做了子宮輸卵管攝影後發現兩側的輸卵管阻塞，因此判定是輸卵管阻塞造成的不孕，本來醫師建議她到醫院做腹腔鏡檢查以便明瞭是否有輸卵管阻塞，但是她又怕接受腹腔鏡檢查傷口的疼痛，所以想用試管嬰兒的方式來試試看是否能懷孕，在經歷連續兩個月的打針、取卵、植入等步驟後，仍然無法懷孕，不禁覺得懊惱，也花費了二十多萬元，她不知道到底要繼續做試管嬰兒還是接受腹腔鏡檢查。

再到其他醫院接受檢查時，大部分醫師都建議她做腹腔鏡檢查，於是陳小姐鼓起勇氣接受腹腔鏡檢查。檢查時，在全身麻醉之下打入顯影劑，發現到兩側輸卵管是通暢的，唯有子宮因為有子宮內膜異位症可能因而無法懷孕，因此醫師幫她做內視鏡手術把子宮內膜異位症狀去除，再利用刺激排卵的方式，陳小姐在三個月後順利的懷孕了。

這個案例告訴我們腹腔鏡在不孕症中是基本的檢查之一，即使在輸卵管攝影發現輸卵管不通，而其正確率也只有六成到七成，因此此時若能在全身麻醉之下做輸卵管的檢查，一般來講都有助於不孕症原因的診斷，因此，如案例中的陳太太就不需花如此多的錢做試管嬰兒，只要適當的刺激排卵就可以懷孕了。

李小姐已結婚五年了，一直都無法懷孕，她在附近的醫院、診所斷斷續續的接受檢查，有些醫院認為她排卵不好，故無法懷孕；有些認為她是輸卵管阻塞而無法懷孕，因此她相當的茫然，根據她過去的病例來看，可能因為前家診所發現她的月經相當不規則，且無高溫期，所以是排卵不好導致不孕。而另一位醫師幫她做輸卵管攝影，發現沒有輸卵管的顯像，因此認為是因為輸卵管異常所造成的不孕。然而不幸的是，每位醫師有不同的斷定，讓她覺得無所適從，最後乾脆放棄就醫，但近來懷孕

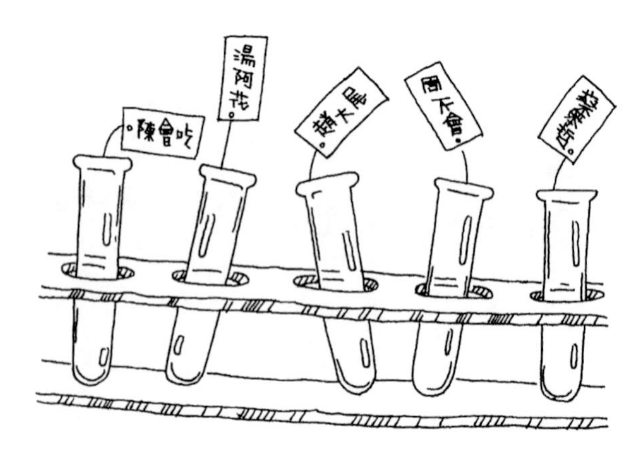

生殖的欲望愈來愈強，因此便下定決心要詳細的檢查到底為何無法懷孕。

我們幫她安排一次腹腔鏡檢查，發現子宮、卵巢均正常，但在做輸卵管的染料灌入時會無法穿出，因此再安排子宮鏡檢查，發現在子宮頸的地方有子宮肌瘤造成子宮頸狹窄的現象，這也是前一位醫師發現有子宮、輸卵管異常的原因，我們便利用子宮鏡做切除手術之後再將染料灌入，發現子宮、輸卵管均有正常功能以及暢通性，很幸運地，李太太在半年後懷孕了。

這也代表不孕症的檢查，不能像在shopping，這裏檢查一項，那裏檢查一項，如此東漏西漏的，不能有完整的檢查，反而延誤了診斷的治療。另外，我們也可明瞭腹腔鏡、子宮鏡是不孕症一個非常基本的檢查項目，從這些檢查中，許多不孕的原因常常會一一呈現出來。

＊輸卵管整形

輸卵管內膜嚴重破壞的患者以往認為輸卵管整型手術的效果不好，但事實是不是如此呢？近年來許多報告指出，其效果仍然不錯，其中最近法國的一家醫院報告，從一九八八年到一九九四年做了二百六十五例內視鏡輸卵管的整形手術，包括輸卵管嚴重受損的患者，其中有一百三十五例做輸卵管的整形，一百三十例做輸卵管的通口重建（造）手術，發現輸卵管整形手術可得到74％的懷孕率，雖有42％的流產率及2.8％的子宮外孕率，但全部嬰兒的出生率仍達37.1％。對於輸卵管通口重建手術的人，懷孕率也可達34.4％，包括4.3％的流產率及8.7％的子宮外孕率，還是可得21.4％的出生率，比起試管嬰兒是有過之而無不及。

由於以前認為輸卵管的手術對於不孕症患者的幫助較為有限，因此很多不孕症患者摒除了外科手術的方式而直接進入試管嬰兒方法，殊不知試管嬰兒的懷孕率雖可達百分之三十幾，但可帶嬰兒回家的機率僅有15％。而以往無法用腹腔鏡行手術，只是診斷用，若施行手術時難免需要大傷口才能手術，也難怪輸卵管整型手術不被鼓勵。但令人鼓舞的是近來可以使用內視鏡利用約二公分傷口來做輸卵管整型手術，而且效果比做試管嬰兒好，可見不孕症的患者應接受常規的腹腔鏡檢查，對於有輸卵管病變的手術應該順便進行腹腔鏡手術。

＊腹腔鏡促進生殖

目前腹腔鏡對生殖的促進，可以進行下列的手術：

去除卵巢、輸卵管沾粘

沾粘原本是人類免除感染病菌侵入的免疫反應之一，但過度反應時即影響了人類正常生殖能力。卵巢、輸卵管周圍的沾粘，經常是因爲骨盆腔感染、發炎、子宮內膜異位症或以前骨盆腔手術所造成，而且沾粘形成後，往往會造成輸卵管及其周圍器官解剖位置的改變，因此處理沾粘的部位時，一定要避免傷及「無辜的旁觀者」——如腸子、輸卵管等，所以手術時，醫師一定要先去除擋住腹腔鏡視線的大網膜沾粘，再辨識器官原來的位置，然後利用腹腔鏡鑷子將沾粘面夾住並維持張力，一面以電燒止血，一面切開沾粘面，如此就可「勢如破竹」般的解除沾粘。當然，成功的關鍵在於能否精確地切除沾粘而不傷害到正常的組織及術後能否保持沾粘不再發生，因此我們常在術後置入三百毫升的格林溶液當作隔離劑，效果相當不錯。

輸卵管繖部整形手術

輸卵管是負責卵子的捕捉、運送與提供精卵結合的場所，它分成四個部位，輸卵管的最尾端稱爲繖部，它的功用有如身體的手，負責抓取從卵巢表面所排出的卵子，倘若失去了作用，就會發生「漏接」的現象，也就不容易受孕，因此繖部對輸卵管是相當重要的部位。常見的繖部病患是因爲發炎造成繖部變形的現象，因此手術的目的是要讓繖部恢復廬山眞面目。

輸卵管通口重建手術

這種手術常施行在輸卵管積水的症狀，當輸卵管像香腸般的浮腫，而阻塞卵子與精

子的通道，但輸卵管內面皺褶仍完整的病人，其中，輕度的輸卵管積水，輸卵管粘膜通常還是完整的，即使略有變形，大部分仍能增生回復。

手術之先也是儘可能使輸卵管腫脹，再尋找適當的「門路」打入，創造出一個新的開口，以利可放大二十倍作用的腹腔鏡做精細的止血，避免「窄門」因沾粘而關閉了。又因爲輸卵管常受大的破壞，因此造口的門有時會「側開」，即開在輸卵管側面，不過，最重要的是，最後要將新造的口整修，免得再度癒合又發生輸卵管積水的現象，以至於功虧一簣。

＊輸卵管近端手術

剛剛提到的是輸卵管遠端，至於近端的阻塞，以往婦產科醫師都束手無策，最近，對於法國DR. Dubuisson提到輸卵管近端阻塞之處理。一般來講這種阻礙在婦產科的手術裏是一個相當棘手的問題，以往輸卵管再接手術當中，對於遠端手術的成功率及懷孕率並不被看好，但今年這位DR. Dubuisson所提出的報告可以發現到，有一百三十七例在近

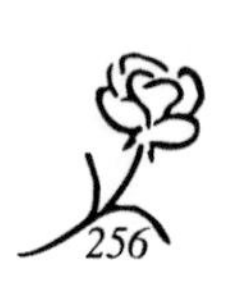

端輸卵管阻塞的婦女接受輸卵管跟子宮角的再接手術，在短短的兩年內有56.7％的懷孕率，大部分婦女在術後十個月就可以得到懷孕的機會，可見內視鏡手術對近端輸卵管阻塞仍有相當的療效，因爲這樣，整個的懷孕成功率比起試管嬰兒還是高出甚多。

＊輸卵管顯微接通手術

許多婦女結紮後相當後悔，想再懷孕時，卻不知要做試管嬰兒好呢？還是做再接通手術好？由澳洲雪梨大學的Dr. Jansen所提到輸卵管結紮後再接通手術中發現到七十七個患者接受腹腔鏡顯微再接手術，所得到的成功率高達77％，韓國金醫師報告也在90％左右，我國的大量統計結果尚未出爐，但我們相信以我國內視鏡的水準，必不在他們之下，所以其成功率相當高，尤其是輸卵管有超過四公分，而輸卵管及內膜並沒有遭到很大的破壞者，其懷孕率最高，更有趣的是我們與Dr. Tansen都發現輸卵管接通失敗後再接的成功率跟首次嘗試接通的懷孕率是類似的。

這表示結紮以後想再懷孕的婦女最好仍用輸卵管再接通的手術，即便再接通失敗的

人可以再找更高明的醫師再行接通，換言之，輸卵管結紮後想再懷孕的婦女，最好的治療選擇還是輸卵管再接手術，而不是嘗試做試管嬰兒。

＊傳統顯微手術

傳統治療不孕都採用開腹加上顯微手術的方法，以儘可能地減少術中對無辜器官的傷害。但是「挖東牆補西牆」的做法，往往發生更多的沾粘，雖然手術後輸卵管可能暢通了，但卻又有許多新的沾粘形成，仍然無法受孕，這有如棒球比賽中發生「界外全壘打」，沒有絲毫的幫助。

因此使用腹腔鏡手術可彌補這些缺憾，同樣在放大二十倍的顯微腹腔鏡操作下，腹腔鏡手術可以避免開腹手術所造成的無辜器官灼燒及乾燥傷害，又只有極小的傷口及術後不適，我們認爲原本因害怕手術而忍受不孕或腹痛的女性朋友，應請個二、三天假去動個小手術，徹底解除一生揮不去的陰影，至於需做顯微再接手術的患者，最好能在腹腔鏡的輔助下，行迷你顯微再接通顯微手術，一則避開了沾粘的大問題；二則達到極微

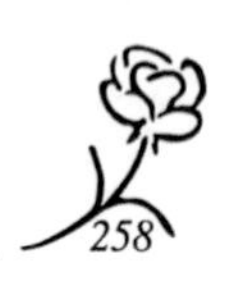

細顯微再接的效果。

*選擇經濟實惠的有效方式

生殖手術與試管嬰兒的使用兩者是不相牴觸，因爲許多骨盆腔內的病灶，例如發炎、子宮內膜異位症等都影響到試管嬰兒的成功率，而腹腔鏡的檢查本來就是女性不孕症的「常規檢查」項目之一，因此在做此項常規檢查時，在同一麻醉狀況時「順便」施行生殖手術，矯正骨盆腔內異常的現象，不論是藉由自然週期懷孕或試管嬰兒的方式，對懷孕都是有幫助的，何況很多情況都是手術完不久就順利懷孕了。

不過有一點要注意的是，由一訓練良好且技術純熟的醫師做生殖手術，可以得到比人工生殖科技高出甚多的成功率，因此醫師的選擇非常重要；再者，生殖手術所需要的費用就算保險不給付，也只是試管嬰兒一次甚至不到半次的費用，但其懷孕率卻可以比試管嬰兒高出許多，且可以每個月嘗試自然懷孕，免受打針取卵上醫院的麻煩。

因此，我們認爲所有不孕症的患者，在進入治療之前最好都能先接受腹腔鏡及子宮

鏡的診斷及治療，或許許多不孕的問題都可在此迎刃而解，不需要進入花費頗多的試管嬰兒計畫中。

●根除子宮內膜異位症

何謂子宮內膜異位症？子宮內膜異位症就是子宮內膜長錯了位置，沒有長在正常的子宮腔內，反而長在子宮以外的地方，稱爲子宮內膜異位症。發生的成因目前並不是很清楚，但子宮內膜異位症會有相當多的症狀，例如有31％的人發生在右側卵巢，有腹痛、性交疼痛的現象：35％發生在子宮前後穹隆的地方，產生頻尿、下腹疼痛、血尿或性交疼痛，另外有35％長在子宮骶骨韌帶的地方，也會造成下腹悶痛、性交疼痛，甚至有經痛的現象；其他有許多長在少見的部位，例如小腸、腹壁、腹膜等地方，可見許多

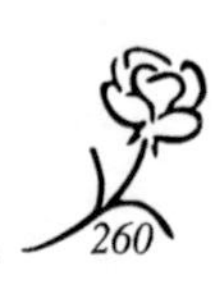

組織器官也可能有子宮內膜異位症的發生。

＊為何會產生子宮內膜異位症？

發生子宮內膜異位症現在大家比較接受的原因包括：

1. 經血逆流：目前醫生與患者對子宮內膜異位症以經血逆流的推論較容易接受，事實上我們從動物實驗中也發現，將動物子宮內膜取出後種植在腹膜就容易形成子宮內膜異位症，因此經血逆流到腹腔形成子宮內膜異位症的說法是比較容易被接受的，臨床上我們也可以發現經血逆流到腹腔中較容易造成子宮內膜異位症，例如子宮頸較狹窄、子宮頸閉鎖、處女膜閉鎖、陰道積血的人都容易有子宮內膜異位症的發生，另外子宮肌肉不正常的收縮也是造成經血逆流、形成子宮內膜異位症之原因。

2. 血液及淋巴轉運：有人經血來潮時會有咯血的現象，追究其原因爲肺部子宮內膜異位症的現象以致類似經血來潮時造成肺部出血，類似癌症細胞經由血液或淋巴腺轉移到肺臟的情形。

3.手術時子宮內膜的移入：在剖腹生產或會陰的傷口，也可以發現到有子宮內膜異位的發生，推論可能是子宮內膜細胞在生產過程中難免會脫落移植到傷口上，此為傷口上的子宮內膜異位症。

4.胚胎細胞的化生：胚胎時期子宮內膜應由肺部逐漸移至子宮內層，但有些不乖的細胞卻沒有遷移，反而移植到身體其他部分，到了生殖年齡又受到荷爾蒙的刺激，這些胚胎細胞就形成子宮內膜異位，這就是較少見的子宮內膜異位症的來源。

＊子宮內膜異位與經痛的相關性

子宮內膜異位症最常見的症狀有：(1)經痛；(2)下腹痛；(3)性交疼痛；(4)後腰部疼

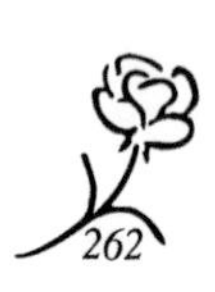

痛；(5)月經不規則；(6)不孕症。其中以經痛的發生比率最高，隨著子宮內膜異位發生的位置不同，症狀也會不同，有些子宮內膜異位症生長在直腸、肛門處或是小腸，因此經期來時會有腹部絞痛、拉肚子、嘔吐、便秘、下腹疼痛的現象：子宮內膜異位症發生在肛門，會因肛門出血而被誤認爲是痔瘡；另外子宮內膜異位症發生在泌尿系統就會發生頻尿或是血尿的現象；子宮內膜異位症若接近生長也會發生背部疼痛，若在會陰部會有性交疼痛的現象，因此子宮內膜異位症會因爲位置不同而產生不同的症狀。

*診斷需借助腹腔鏡？

子宮內膜異位症的診斷是靠病理組織切片才能確定，發現子宮內膜的組織出現在子宮內層以外的地方就是子宮內膜異位症。子宮內膜異位症必須靠腹腔鏡來做一確切的診斷，抽血、超音波的檢查可能有一些幫忙，但最準確的診斷是利用腹腔鏡來做病灶處的切片，證實有子宮內膜異位症的發生。病理切片的取得方法很多，最好是利用腹腔鏡做骨盆腔觀察，加上切片，不過腹腔鏡檢查時子宮內膜外觀有很大的變化，需要有經驗者

才能診斷，一般在腹腔鏡檢查時，若有巧克力或暗鐵銹色的液體流出，大概就可推斷是子宮內膜異位症，但有些透明的如米粒附在卵巢周圍中，就容易與發炎的症狀相混。有一些子宮內膜異位症的病灶外觀上是正常，但將病灶旁組織做病理切片就可以發現子宮內膜異位症的存在，所以子宮內膜異位症的診斷需要詳細的評估。目前美國生殖醫學會將子宮內膜異位症的嚴重度，按造腹腔鏡的發現而分成極輕微、輕度、中度及重度的等級，分數在一至五分的稱爲極微度的子宮內膜異位症，似有若無一樣，進一步可能有較多地方病灶的產生是輕度子宮內膜異位症；再者是中度，可能會有較廣泛的子宮內膜異位症的發生，或是子宮內膜異位瘤的產生；更嚴重的是重度子宮內膜異位症，常常代表有相當嚴重多發性的子宮內膜異位症的發生，甚至有嚴重的沾粘情況產生。這種利用它的輕重程度來決定子宮內膜異位症的程度，這樣可以讓每個醫師的治療及癒後復發的情況做一個相等級的追蹤及評比。因爲腹腔鏡手術時，腹腔鏡有放大二十倍的效果，因此顯微的病灶就可以顯露無遺了，但有時病理報告並沒有找到子宮內膜異位症應有的腺體，此時診斷就只能依賴腹腔鏡的檢查，並非病理上無法找到這些組織就沒有子宮內膜異位症，此時反而以臨床性的腹腔鏡診斷爲主了，所以腹腔鏡是子宮內膜異位症最好的

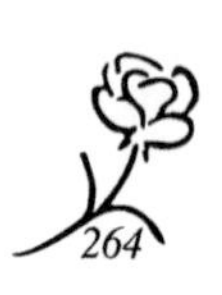

診斷，檢查時若發現子宮內膜異位症可以做很好的治療及分級，對於子宮內膜異位症的評估及治療都有很好的依據。

＊藥物可治療中、輕度患者

子宮內膜異位症的藥物治療目前有療得高及性釋素協同劑。療得高是一種睪固酮的衍生物，這種藥物經過口服腸胃吸收後，經肝臟代謝出去，本身類似雄性素的作用，因此它不只作用在腦下垂體，還直接作用在子宮內膜的病灶，可以使之萎縮，之外，療得高本身還可以降低子宮內膜異位症前列腺素的作用，減少經痛；也可以作用在免疫系統上抑制抗體形成，減少破壞。根據文獻報告，使用療得高第一個月後有90％的人症狀會得到緩解，二個月後緩解的程度更爲明顯，利用腹腔鏡觀察也可以發現70～90％的病人病灶可以釐清，較小的病灶消失；較大的病灶可以萎縮，但對於子宮內膜異位症瘤並沒有治療的效果，因此藥物的治療應在屬輕度及中度的子宮內膜異位症患者，對於嚴重、有卵巢瘤或是直腸、陰道間有子宮內膜異位症者，一般來說使用療得高的治療效果比較

不好。另一種性釋素協同劑，類似黃體激素釋放荷爾蒙的作用，可以暫時性的抑制腦下垂體雌性激素的釋放，而降低雌性素的產生造成類似停經現象，使子宮內膜異位症的病灶萎縮，子宮內膜異位症不論是用療得高或是性釋素協同劑來做治療都是對中度以下的子宮內膜異位症才有效果，對於中度以上的子宮內膜異位症就需要手術治療了。

*保守手術的適應症

對於子宮內膜異位症的治療大致可分爲兩種：一種是保守性的治療，另一種是根除性的治療。所謂保守性治療就是將病灶及形成病灶的囊腫、沾粘移除，子宮仍保留，兩邊的卵巢輸卵管至少有一邊留下，此爲保守性的治療；根除性的治療除了做子宮全切除外，還要把兩邊的子宮輸卵管切除，如此一來不僅將子宮輸卵管全部切除，也將病灶全除去，會造成手術後停經及女性荷爾蒙的缺少，因此醫師在做保守性或根除性手術時，都會依病人的身心狀況做考量，在下列情況之下醫師會選擇做保守性的治療，而非根除性的治療：

1. 希望早日懷孕：因為做內科療法對病灶並不十分清楚，若是手術就可以知道輸卵管及卵巢的狀況，有自然受孕的機會，因此想要及早懷孕的婦女可以選擇保守性的腹腔鏡手術移除病灶，順便瞭解生殖系統的狀況。

2. 不孕症且懷疑有子宮內膜異位症的患者：子宮內膜異位症的患者有35%會罹患不孕症，最主要是因為子宮內膜異位症的結疤纖維化沾粘的形成，影響卵子的排出及受精卵的運送，因此不孕症又有子宮內膜異位症，應使用保守性的手術，利用腹腔鏡將病灶移除，將卵巢輸卵管功能恢復，增加受孕的機會。

3. 內科療法無效者：這些患者在生活上常會受到相當大的影響，使用保守性治療可以去除病灶減少症狀的產生。

4. 超過三公分以上的子宮內膜異位瘤患者：三公分以下的患者可以使用藥物控制，但是超過三公分以上的子宮內膜異位症患者若使用藥物治療往往無法達到子宮內膜異位症的地方，所以藥物使用需要量大且效果不好，因此有較大子宮內膜異位瘤的人，保守性手術才是最大的治療。

5. 嚴重沾粘者：小於三公分以下的子宮內膜異位症使用藥物治療會有療效，但有一

些症狀用保守性治療不但可以阻止惡化，也可避免惡性卵巢瘤被忽略的機會。

6.中等以上程度的子宮內膜異位症：中等以上程度的子宮內膜異位症的患者使用藥物治療相當有限，使用內科療法後復發率也超過一半以上，同時有許多副作用，反應也不好，因此中等以上程度的子宮內膜異位症應採用保守性的治療。

*何種情況的病人適合做子宮內膜異位症的根除性手術？

1.有重度的子宮內膜異位症並侵襲到直腸陰道及子宮後穹隆的人。

2.子宮內膜異位症有嚴重腸子的沾粘者。

3.子宮內膜異位症會造成嚴重腸阻塞。

4.子宮內膜異位症會造成泌尿系統的障礙。

5.兩側性子宮內膜異位瘤者。

6.本身有持續性的腹痛在內科療法治療失敗且不想再生育者。

7.因爲本身子宮內膜異位症相當嚴重甚至影響正常生活。

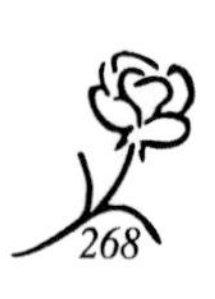

8.卵巢有子宮內膜異位瘤又有子宮肌腺瘤造成嚴重經痛的情況。

9.已有其他合併症者宜避免再手術者，例如泌尿道障礙，一般而言都是有相當等級的子宮內膜異位症，做根除性的手術可以免除再度復發的危險。

10.有內科合併症者，此種患者不適合一再手術，因此做根除性手術可以摒除此種危險。

11.已經做過保守性手術而無效者，做根除性手術可以免除再度手術失敗的危險。

以上情況做根除性受術會比做保守性手術更爲適合。

＊腹腔鏡vs.開腹？

子宮內膜異位症的治療會因醫師的專長不同而有所不同，子宮內膜異位症的診斷只有靠腹腔鏡才能檢查，做正確的診斷，因此有中度以上的子宮內膜異位症，醫師大部分會安排腹腔鏡檢查，腹腔鏡是利用一個一公分的傷口灌入氣體，放入影像系統，外接電

視影像觀看腹內的情況，由於有放大作用，因此腹內的任何狀況皆可一目瞭然，也可做充分的分級，不管是輕微、嚴重，都可以在腹腔鏡中得到，因此子宮內膜異位症最好的方式還是腹腔鏡，以往腹腔鏡由於儀器不夠無法做任何的治療，隨著醫學的進步，有許多設備都比以前好許多，因此目前腹腔鏡的使用較以往更爲廣泛。對於醫師來說治療子宮內膜異位症最好的方式還是利用腹腔鏡做保守性治療，但需極高度的經驗技術，因此執行此手術的醫師需經長時間的訓練才行，因此此種高難度手術也只有少數內視鏡醫師才有辦法執行，所以比較常見的治療方式是利用腹腔鏡觀察後，再行開腹手術，然而開腹手術的傷口有二十公分大小左右，手術後的疼痛治療又會造成相當大的沾粘與合併症，因此子宮內膜異位症中度以上最好的治療方式仍是外科保守性治療的腹腔鏡手術爲最好的，可見子宮內膜異位症的患者在術前應選擇有足夠經驗的腹腔鏡醫師來執行子宮內膜異位症的檢查較爲妥當，當然腹腔鏡手術也有其危險性存在，不過這些危險性在有經驗的醫師都是可以避免的，對於沒有經驗的醫師過度的燒灼或是止血都會造成無辜器官的損傷，因此醫師的經驗是手術成功最好的保證。

＊根除性手術需不需要切除卵巢？

子宮內膜異位症是相當難纏的疾病，所發生的位置不僅在腹腔、子宮腔、卵巢甚至可能一些沒有注意到的組織之內，因此子宮內膜異位症在只做切除時就必須負擔復發的風險，根據一九九五年美國生育協會的一篇論文指出，在美國約翰霍普斯金醫院一九九四年至一九九五年有一百三十八例因子宮內膜異位而行子宮全切除手術的人，其中二十九例卵巢部分保留，一百零九例將卵巢完全切除，在二十九例卵巢保留的案例中，竟有有十六例也就是高達82％的患者有復發性的疼痛：其中有九例需要再接受一次手術；相對的，完全將卵巢切除的患者中僅有10％有疼痛的現象，3.7％需要再手術，因此對於子宮內膜異位症保留卵巢與不保留卵巢者做比較，保留卵巢者有高達六倍復發的機率，更有高達八・一倍的人需要再做進一步的手術，因此子宮內膜異位症的人需要做根除性手術時，卵巢的切除是相當的重要，因為在開刀時看到正常的卵巢並不代表以後就不會有子宮內膜異位症併發的情況，相同的，在手術時發現不正常的組織只將病灶移除都一樣

＊子宮內膜異位症與不孕症有沒有關係？

根據統計，有30～40％子宮內膜異位症的患者會發生不孕症，相對的，在所有的人口中只有15％的人有不孕症的困擾，顯示在子宮內膜異位症造成不孕的病人是一般人的二至三倍，換句話說有子宮內膜異位症的人，發生不孕的機會是未患有子宮內膜異位症患者的二十倍左右，更重要的是年齡大於二十五歲的婦女中不孕症最大的原因即是子宮內膜異位症。

＊子宮內膜異位症患者是否會產下畸形胎兒？

雖然子宮內膜異位症會造成不孕，但罹患此症的婦女若能懷孕，則生下畸形胎兒的機會並不會比一般人高，所以患有子宮內膜異位症的婦女，懷孕後大可不必擔心胎兒是否會受這些腫瘤的影響而發生畸形。

*為何子宮內膜異位症會造成不孕症呢？

可能是子宮內膜異位症會造成解剖學上的改變和受孕機制的障礙，但兩者之間並無相當明確的證據證明子宮內膜異位症會造成那些影響，因此目前解釋兩者關係的推論頗多，其中以下列的推論較被廣泛接受：

1. 性交困難，減少行房的次數：子宮內膜異位症的患者，因爲病灶容易發生在子宮正後方的子宮骶骨韌帶上，因此在行房時男性陰莖的插入會造成不適及疼痛，由於疼痛的關係會造成子宮內膜異位症的患者減少與先生同房的機會，也減少受孕的機會。

2. 不容易排卵：子宮內膜異位症的患者，本身常常有不排卵的月經週期，至於爲何子宮內膜異位症的患者不容易排卵，目前還無一個定論，可能與卵巢周圍的粘連及子宮內膜異位破壞卵巢有關。

3.濾泡不會破裂：濾泡不會破裂的原因是在卵巢表面，或在周圍的地方因子宮內膜異位造成沾粘，致卵泡雖已形成，卻無法將卵子排出卵巢，因此精子無法進入卵巢中與卵子受孕，另一種原因就是前列腺素在子宮內膜異位症的人較高，所以會抑制排卵，造成未破裂的濾泡又稱爲LUF症候群。

4.卵子輸送障礙：因爲子宮內膜異位症，容易造成骨盆腔與卵巢、輸卵管的沾粘，在卵子的遷移過程中會受到阻塞，也容易因輸卵管肌肉痙攣以致卵子、受精卵無法運送至子宮著床。

5.減少精子的活動力：子宮內膜異位症的患者，她的子宮內膜所釋出的前列腺素較高，這些前列腺素會抑制精蟲的活動力，還會影響到精子和卵子的結合。

6.巨噬細胞阻礙受精作用：巨噬細胞本身在腹腔中的功用是在清除身體內的雜質及不正常的子宮內膜著床，但因爲子宮內膜異位症的患者有較多的巨噬細胞，除了清除子宮內膜異位症以外將卵子也予以清除，甚至會攻擊精子，造成受孕機率的減低，而且也會減低黃體的形成，所以子宮內膜異位症在腹腔中增加巨噬細胞造成受孕的機率降低。

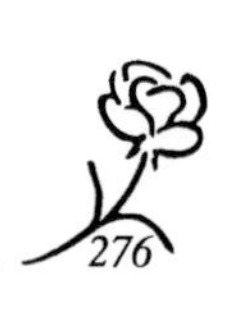

7.黃體不足：子宮內膜異位症患者的月經週期都較一般人的月經週期爲短，這代表黃體不足。在卵巢的濾泡形成黃體後，黃體萎縮的速度太快，因此即使受孕也無法讓受精卵有足夠的時間在子宮內膜植床成長，造成早期的流產。子宮收縮太強，子宮強力收縮會讓受精卵在子宮內膜無法成功的著床。

8.自體免疫的反應：子宮內膜異位症會讓免疫系統發現異位存在而產生反應，但這些免疫系統的存在，有時會作用在不當發生作用的地方，例如作用在子宮內膜上，造成植床的困難甚至植床以後的排斥，因此也易造成自發性的流產。

9.前列腺素分泌：前裂腺素分泌造成卵子排出的困難，精子活動性減低，黃體功能的不足，也會造成子宮收縮及植床失敗的現象。

*子宮內膜異位症與不孕症的治療法？

對於輕度與極輕度的不孕症患者

由於對於本身輸卵管的破壞或分泌的前列腺素並不多，自然的受孕率與正常人相

當，所以對於輕度、極輕度子宮內膜異位症的患者我們建議使用保守觀察治療，也就是說不給子宮內膜異位症患者藥物或外科治療。對於已有不孕症的患者則給予適當的刺激排卵，如此有助於受孕，但對於排卵藥效果不好的患者，我們可以增加促進排卵針劑的給予，可把較輕微患者的受孕率由原先的30～50％提升至60～70％。

對於中等程度以上的子宮內膜異位症患者

我們治療的原則是先做腹腔鏡的手術治療，同時評估卵巢與輸卵管的情況，做為以後不孕症治療的基礎，若一旦有子宮內膜異位瘤形成（俗稱巧克力囊腫），最好的治療方法就是先將子宮內膜異位瘤清除乾淨，對於子宮後穹隆、卵巢、腹腔上的子宮腹膜異位症的病兆也應用腹腔鏡將這些病灶移除，若患者有明顯的痛經現象則同時做骶骨前神經的截斷，之後，我們按照治療的結果及病情的嚴重度考慮是否先給三個月的內科療法，若是希望懷孕的患者，基本上我們不考慮使用療得高（類男性素）治療而是採用人類性釋素協同劑，治療三個月後，給予排卵針劑的使用，若是輸卵管通暢，使用自然同房方式嘗試懷孕，對於輸卵管本身已受到相當的破壞或完全阻塞的患者，我們則馬上使

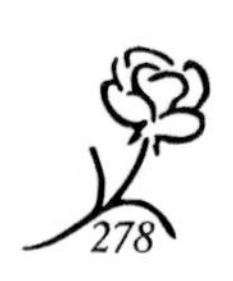

用試管嬰兒的治療。

極嚴重度的子宮內膜異位症患者的治療

對於極嚴重度的子宮內膜異位症患者的治療，原則上我們在以腹腔鏡處理之前，先做好大腸直腸的清洗準備，因爲這些極嚴重的子宮內膜異位症常常有病灶侵入至大腸或是直腸，手術中有時須切除部分腸子再接通，如此病灶才能完全移除，所以術前應與患者及家屬做一溝通及心理建設才行。術後我們給予六個月的內科療法，六個月之後再內診、抽血及超音波檢查，以判定子宮內膜異位症是否完全康復或仍須做腹腔鏡評估治療。想要懷孕的婦女我們先給予六個月的促性激素協同劑的內科治療之後，再依子宮及輸卵管的情況來考量，對於輸卵管已完全破壞者則使用試管嬰兒人工生殖科技來受孕，對於輸卵管仍通暢者仍持用自然同房的方式受孕。

❖ ❖ ❖

子宮內膜異位症的患者比沒罹患子宮內膜異位症者高出二十倍的不孕機率，因此有子宮內膜異位症者應及早結婚並儘快懷孕，以免將來子宮內膜異位症惡化造成受孕上的

困難，子宮內膜異位症手術應該以腹腔鏡手術爲主，經由電視影像放大二十倍，明顯的顯示出病灶之所在，並將之清除乾淨，最重要的是腹腔鏡手術術後沾粘的程度比開腹手術減少很多，而且根除手術也較徹底，何況子宮內膜異位症相當容易復發，腹腔鏡手術保留了下一次簡易且成功手術的機會，所以子宮內膜異位症治療的最好選擇就是使用腹腔鏡手術。子宮內膜異位症的輕度患者對於受孕能力並未降低，及早懷孕或許是最好的原則。對於中度或極嚴重的子宮內膜異位症患者，應使用腹腔鏡手術治療，再由其嚴重度決定是否要加上內科治療，至於子宮內膜異位症的患者懷孕之後所產下的胎兒並沒有較高的畸形率，再者，根據統計子宮內膜異位症的患者自然懷孕後，自然流產發生率並無較高的現象，所以子宮內膜異位症的患者若能成功懷孕可安心產下胎兒。

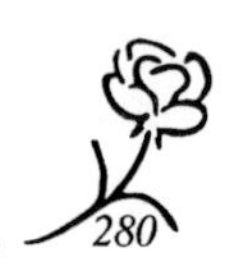

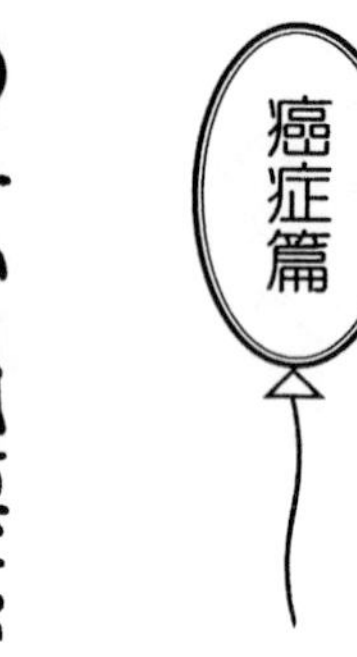

子宮內膜癌

子宮內膜癌最常發生在停經前後的婦女，子宮內膜癌被發現的症狀有90％都是因停經前後不正常的出血而發現，但也有5％的子宮內膜癌並沒有不正常的出血發生。雖然較常見的症狀爲停經後的出血，但停經後的婦女也不要因爲有些微的出血就感到十分害怕，認爲自己得到癌症。

＊哪些人較容易罹患子宮內膜癌？

周小姐因為罹患不孕症，至婦產科門診接受不孕症檢查，在子宮鏡檢查時，醫師發現子宮內膜有不正常增生的現象，所以隨手做了切片檢查，不料病理報告是子宮內膜癌，當醫師告知病理結果時，周小姐整個人都愣住了，明明只做不孕症檢查，卻發現了癌症，天意怎會如此？難道不能生者就該受到子宮內膜癌的懲罰嗎？還是因為她長期服用刺激排卵的藥物造成子宮內膜癌？

不過屬於高危險群者而有不孕症的婦女像周小姐一樣，懷疑她爲何會發生子宮內膜癌？比較容易解釋的原因是：有40％不孕症的婦女不孕的原因是因排卵不好所造成，排卵不好使子宮內膜受到長期無抗拮性的雌性素刺激，所以會造成子宮內膜的增生，進而導致內膜癌。

子宮內膜癌大部分是由子宮內膜樣腺癌形成，子宮內膜樣的腺癌占了80％子宮內膜

癌，粘液性的腺癌占有5％，乳頭狀的腺癌占3～4％，其餘不到5％則爲亮細胞與其他未完全的癌症。

有下表這些情況的婦女應提高警覺。

症狀	發生的機率（以正常人爲準）
1.較肥胖	三～四倍
2.有糖尿病	五～八倍
3.使用單純雌性素藥物	四～八倍
4.延後停經	二～五倍
5.沒有生產過	二～三倍
6.有子宮內膜增生的情況	八倍
7.有使用治療癌症的藥物（塔模斯芬）	二～三倍

＊子宮內膜癌的分期

因爲子宮內膜癌的分化與淋巴癌的轉移，與期數都有很大的關係，因此我們在臨床上，將它分爲四期：

1a～1c

1a：子宮內膜癌侷限在子宮內膜層。

1b：子宮內膜癌侷限在子宮肌層內側小於二分之一以內。

1c：子宮內膜癌侵入超出子宮肌層外側二分之一。

2a～2b蔓延至子宮頸

2a：僅有子宮頸腺體侵入（glandular involvement）。

2b：若有基質的侵入（Stromal Invasion）。

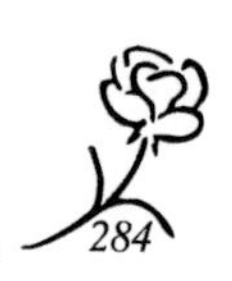

3a～3c

3a：侵襲至子宮的漿膜層、子宮旁附屬的器官或腹膜液有癌細胞的發現。

3b：有陰道的轉移。

3c：有骨盆與主動脈淋巴結轉移。

4a～4b

4a：癌症侵襲至膀胱或是至腸子處。

4b：更遠處腹部的轉移：或有鼠蹊部淋巴的轉移。

由於細胞之分化也影響到癒後，所以醫師又將細胞分化的好壞分爲三級，若是分化較好，五年的存活率可高達84％，相對的分化較差的，五年的存活率有72％，最差的存活率只剩50％。

*癌症侵入的程度影響淋巴的轉移

子宮基層侵入的多寡與淋巴轉移的層次關係：

第一級：侵襲至子宮基層外三分之一，約25％有骨盆腔淋巴轉移的現象。

第二級：侵入子宮基層中間三分之一，則骨盆腔淋巴會有9％的轉移情形，主動脈的淋巴也有11％的轉移。

第三級：沒有子宮基層侵襲的人，骨盆腔與主動脈的淋巴只有1％的轉移。

淋巴的轉移及分級與侵入的程度有關，所以患者的存活率如何，必須考慮患者年齡的大小、在病理上的分級，及臨床上的分期、病理上的型態、子宮基層侵襲程度、淋巴轉移的程度、腫瘤的大小、荷爾蒙的接受體是否存在、不成套DNA數目的比率是否較高、是否有癌症基因的表現，所以決定存活的因素有許多。

*治療的方式

目前治療的方式大部分採用子宮及兩側輸卵管、卵巢切除，如此治療對於子宮內膜癌的治療是足夠的，一但有局部癌症復發時可使用放射性治療，化學治療對子宮內膜癌的效果仍然是有限，近來增加了荷爾蒙的治療，約有20~30%的患者可以得到舒緩。近來也有人使用性激素的協同劑，也得到28%的反應效果，都算是較好的結果。所以整體而言，五年的存活率：第一期平均是82%、第二期是65%、第三期是44%、第四期只有15%，當然這與它的分期、分級都有關係。沒有子宮基層的侵入、子宮頸部的蔓延、也沒有腹腔癌細胞的侵入及轉移的現象，都是「好」癌的現象，而病人有癌細胞的侵入子宮外壁、輸卵管與卵巢、陰道的轉移、淋巴腺的轉、膀胱直腸的轉移或癌細胞的腹腔轉移，都是屬於較高危險群的，應慎防癌症的復發。

*子宮內膜癌有增加的趨勢

由於子宮內膜癌以往在台灣較為少見，但是在近代因為不婚、飲食改變、肥胖、壓力等，導致不排卵、過度使用促進排卵藥，使子宮內膜癌有逐年增加的趨勢，而不孕症的婦女更是子宮內膜癌的好發族群，因此婦女應每年做一次抹片檢查，藉由這種方式每年至少有30～50％的婦女可以檢查出子宮內膜的異常或增生，有任何懷疑的話，使用子宮鏡觀察子宮內膜並順道切片，也可以得到98％以上的準確率，總歸一句，子宮內膜癌是一種比較仁慈的癌症，所以一旦早期發現，能夠「早期治療」都可以得到很好的預期效果。在長庚醫院的經驗中，發現第一期分化良好的子宮內膜癌，能保有子宮並適當的使用化學療法得到成功的治療，母親又順利懷孕產下一子的案例，因此像周小姐如此輕度的子宮內膜癌患者，雖得子宮內膜癌，但卻不一定會因此而完全失去懷孕的機會。

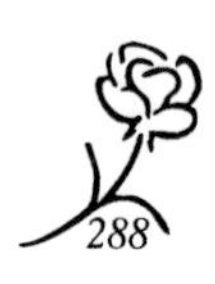

治療子宮內膜癌的新趨勢

在台灣每年有兩千八百位婦女罹患子宮頸癌，而子宮內膜癌的發生率雖然不像子宮頸癌那麼多，但由於台灣生活飲食習慣逐漸西化，所以子宮內膜癌有逐漸增加的趨勢。在歐洲因爲推行子宮頸抹片相當成功，因此子宮頸癌發生率較低，子宮內膜癌早就成爲歐美國家最常見的婦科生殖道癌症，每一百名婦女一生中大約有三位會罹患子宮內膜癌，因此子宮內膜癌是値得婦女朋友注意的。

子宮內膜是由覆蓋於子宮內膜上面立方型的細胞所形成的，它受到卵巢所分泌的動情素及黃體素作用，會有週期性的變化，這也就是女性月經週期的原因。在排卵前因爲受到雌性素的刺激而使子宮內膜生長成爲高的柱狀腺體，到週期後半期時因爲受到黃體

素與雌性素的影響，在子宮內膜腺體的上皮會有水腫的變化，等待黃體功能消退時，子宮內膜因不再受到黃體素的刺激與維持，造成子宮內膜剝落夾著血液、白血球、粘液成爲經血的來源，當有受精卵進入時，這層細胞就成了胎兒的溫床，但是子宮內膜不正常的生長時就會形成子宮內膜癌。

＊子宮內膜癌發生之危險因子

先瞭解子宮內膜癌發生的主要危險因子，就可以知道自己是不是屬於發生子宮內膜癌的危險群：

1. 暴露在過量的女性荷爾蒙下：超過五十五歲才停經、多囊性卵巢或是過量使用女性荷爾蒙都會使子宮內膜造成過多的刺激。
2. 肥胖的婦女：肥胖婦女的脂肪組織容易將腎上腺及卵巢所分泌的荷爾蒙轉換成雌性素，也容易發現有多囊性卵巢的症候群，因此會暴露在高雌性素的環境。

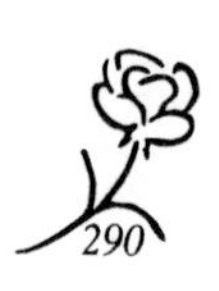

3.從未生育過的婦女。

4.家族曾有人罹患子宮內膜癌者：子宮內膜癌可能與家族遺傳的基因相關，因此有較高的危險性。

5.月經失調者：月經失調的人容易有不排卵或子宮內膜不正常的刺激，形成子宮內膜癌。

6.曾有乳癌、大腸癌或子宮內膜增生的婦女：這些人有子宮內膜癌的傾向。

7.有高血壓或糖尿病的婦女。

有上述七項因素的人，一定要警覺，注意有沒有子宮內膜癌的前兆。

＊不正常陰道出血是癌症前兆

子宮內膜癌常見的症狀有：

1.停經後出血：因為子宮內膜癌常見於停經後的婦女，因此停經後出血時就要特別

注意。

2.不規則陰道出血：對於更年期前後的婦女或年輕肥胖的多囊性卵巢婦女，平常較容易有不正常的陰道出血，屬於罹患子宮內膜癌的高危險群。

3.陰道有不正常分泌物。

4.腹痛、貧血的現象：常是因經血過多而造成腹痛、貧血。

其中以停經後陰道出血是最常見的前兆，因此停經前後婦女要特別小心。

＊子宮內膜癌的診斷

子宮內膜癌的診斷最重要的是做子宮內膜組織的吸取、子宮內的刮搔術及子宮鏡內膜切片病理檢查，以往很多婦女認爲做子宮頸抹片可以預防子宮內膜癌，但事實上在子宮內膜癌病患中，只有不到一半的人會發現有不正常的抹片，因此抹片正常不代表沒有子宮內膜癌，目前較簡單的方法是做子宮內膜的取樣，利用一個塑膠管伸入子宮腔中，用真空回抽或毛刷刷取的方法吸取子宮內膜做化驗，不過診斷率無法達到100％，但最大的好處在於不需要在手術房麻醉即可實施，因此很受歡迎。子宮內膜刮搔術則需要做子宮頸的擴張後再利用刮磁至子宮腔內刮取子宮內膜，因此需要在麻醉下操作，而且也類似盲劍客，容易有疏忽的地方。另一種方法則利用子宮鏡做切片，子宮鏡檢查不需麻醉，可以在門診利用子宮鏡藉螢幕系統來觀看子宮腔內的異常現象，對異常的子宮內膜可以同時進行內膜的切片，這種方式可能是最準確有效的方法。

＊腹腔鏡子宮內膜癌手術優點多

早期子宮內膜癌癒後良好，不過有下列七點因素則癒後就會較差，所以治療絕不是應天由命的：

1. 有淋巴腺的轉移。
2. 細胞的形式不良。

3.細胞分化不好。

4.癌症侵入子宮肌層。

5.已侵入周邊器官。

6.有子宮外轉移的病灶。

7.骨盆腔的細胞檢查有癌症細胞。

因爲這幾項因素都與子宮頸癌的癒後有相關性，因此若是利用腹腔鏡來做手術的話就有相當的優點，例如：

1.可以移除卵巢：因爲子宮內膜癌與雌性素是相關的，因此將卵巢移除可以減少雌性素的刺激，而減少子宮內膜癌復發的機會。

2.可以將淋巴腺移除：知道淋巴腺有無轉移。

3.可以觀察到腹內轉移的情況：腹腔鏡可以看腹內大小腸、肝臟的器官，因此對腹膜內的轉移可以看得相當清楚。

4.可以準確的做骨盆腔的細胞檢查。

5.有較低的合併症。

6.可以減少病人的不舒服、住院天數，提早回到工作崗位。

對於腹腔鏡子宮內膜癌的治療，在長庚醫院及世界上各地的報告大部分持著相當肯定的發展，例如一九九七年美國生殖醫學雜誌中Dr. Deennis有一個數量較大的統計，比較開腹手術與腹腔鏡手術在子宮內膜癌的治療，在一百零八位的子宮內膜癌的患者中，除去做化學治療或放射線治療的病患，有二十九例是經由腹腔鏡來做子宮內膜癌的治療手術，六十四例經由開腹手術來做治療。由此兩方面來作比較時，可以發現到在手術的時間上開腹平均是一百三十八分鐘，腹腔鏡是一百五十分鐘；失血量上開腹是三百九十八西西，腹腔鏡則是二百九十一西西。在住院日數上，傳統手術需要五．一天，腹腔鏡手術則要二．三天；合併症之比爲28%比3%，可以知道在傳統的開腹手術與腹腔鏡手術相較之下，對於利用腹腔鏡進行子宮內膜癌手術其成績是相當的不錯。一九九六年在美國婦產科醫學雜誌中，Dr. Nick提出相類似的報告，所以對於早期子宮內膜癌的病人，利用內視鏡進行手術是有相當多的優點，在本國長庚醫院的治療經驗中，也發現利用腹

腔鏡的手術不論是做主動脈的淋巴切除或是骨盆腔的淋巴切除，都可以有相當快的恢復，術後合併症也相當少見，可見腹腔鏡治療子宮內膜癌有其特點，因此有許多具腹腔鏡能力的醫院逐漸利用腹腔鏡執行子宮內膜癌的手術了。

❖　❖　❖

腹腔鏡治療婦癌在內視鏡發展剛開始時曾引起諸多的爭議，但時間證明許多婦女癌症利用內視鏡作處理時，不但病人癒後不會較差，而且在有經驗的醫師處理下，合併症更少，恢復更快，因此最近有更多的國內外醫學中心嘗試以腹腔鏡做婦科癌症的治療。在我們的經驗中發現到，像子宮內膜癌是一個由外科來判定期數的癌症，假如能利用內視鏡來做，可以減少病人的合併症及恢復時間，往後的治療若需進行至化學治療或放射線治療時，也不至於延後或耽誤治療時間，更重要的是因爲它的保守性治療方式可以讓病人容易接受，也會得到一個較好的生活品質，因此我們相信腹腔鏡子宮內膜癌的治療手術會是往後治療子宮內膜癌的最具潛力的方式。

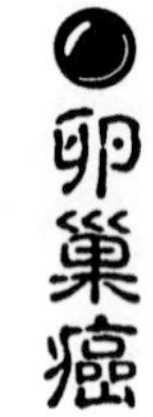

卵巢癌

卵巢癌的發生約占所有癌症的5％，也占婦女癌症的四分之一，是婦女因癌症死亡的第四大主因。由於卵巢癌不像其他癌症一樣長在可見之處而是深藏在腹中，因此不容易偵測到，往往要到癌症的末期才會被發現，此時大多已進入卵巢癌第三期以上的晚期，治療效果也因而大打折扣。卵巢癌眞正的發生原因目前還不明瞭，而卵巢癌是不會傳染的。

*卵巢癌的危險因子

1. 家族史：當家族的近親，例如母女、姊妹中有人得到卵巢癌時，卵巢癌的機率會

大增。若較沒有血緣關係的，機率較減輕，但是假如不止一位近親得到卵巢癌時，其他人得到卵巢癌的機率就很大。

2.年齡：大部分的卵巢癌患者年齡都超過五十歲，年齡越大發生的機率也會跟著增加，所以超過六十歲的婦女得到卵巢癌的機率會更大。

3.癌症的病史：曾經得到其他癌症，如乳癌的病人，其得到卵巢癌的機率也較其他人來得高。

4.生育次數：不曾懷孕的人比曾經懷孕的人得到卵巢癌的機率較高，所以懷孕越多次的婦女得到卵巢癌的機率越低。

5.服用口服避孕藥：服用口服避孕藥的婦女比較不容易得到卵巢癌，可能因爲口服避孕藥可以壓制卵巢的功用。

6.是否服用排卵藥物：長期大量使用刺激排卵的藥物，發生卵巢癌的機率會增加。

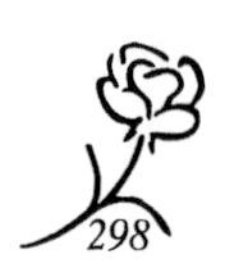

＊如何診斷卵巢癌？

由於卵巢癌除非超過十五公分，否則病患本身很難感覺得到，而且大部分的卵巢癌並不會造成內分泌的改變，因此，因爲內分泌改變而發生亂經的現象也相當少見，例如子宮頸癌、子宮內膜癌有時會有行房後出血或子宮不正常出血的情況，在卵巢癌中也較少發生，因此早期發現卵巢癌最好的方式，就是定期到婦產科做抹片檢查的同時，請醫師順便做內診，檢查卵巢有無腫大的現象，假如有腫大現象，可能要做進一步的檢查。醫師會經由下列方法實施進一步的檢查。

1. 利用超音波：超音波可以看出卵巢的大小、有無腫瘤或是有無不正常的音波產生。

2. 利用電腦斷層掃描或是核磁共振：如此可以很正確的看出卵巢及其附屬的地方有

無淋巴腺轉移或是卵巢癌的產生。

3.使用大腸顯影X光顯影攝影：利用顯影劑灌到腸子之後，用X光照射，看腫瘤是否與腸子之間有相互關聯。

4.做腎盂X光攝影檢查：這樣可以知道卵巢癌症有沒有轉移到腎臟的地方。

5.抽血檢查：這也是最常使用的檢查抽血，檢查卵巢癌細胞所產生的物質CA-125，正常值在三十五以內，若有卵巢癌的話，CA-125可能會高達二〇〇以上，假如在三十五～二〇〇之間，可能要懷疑是否有子宮內膜異位症，不過要知道的是並非所有的卵巢癌都會有CA-125增高的現象。

6.做切片檢查：卵巢在腹腔中，除非做手術或是用腹腔鏡行切片，否則一般來講無法知道卵巢腫瘤的形狀，切片檢查是卵巢癌最準確的診斷方式。

＊早期卵巢癌治療的效果較好

早期卵巢癌一般來講癒後較好，但是仍有30～40％的人在五年內死於卵巢癌，因此

查，以及任何可疑處的切片。對於早期卵巢癌但還想保有生育能力的婦女，是否做子宮或卵巢切除則要看卵巢癌的型態而定，假如是分化良好的，且腫瘤只侷限在單側的，就可以考慮保留另一邊輸卵管及子宮，但是必須做一個相當完整的剖腹，看有無轉移的現象，分化不好的卵巢癌則除子宮及雙側卵巢、淋巴腺及大網膜、盲腸的切除外，術後也可能需要化學治療。目前大都採用白金爲主的化學治療，大部分的病人在化學治療後仍可以維持卵巢的功能。對於晚期的卵巢癌，最好行子宮卵巢及淋巴腺腫瘤的切除後，再做化學治療，晚期治療的五年存活率大約可維持在30～40％，不像早期治療可以達到80％，因此早期發現卵巢癌是相當重要的，目前大部分醫院的化學治療使用cisplatin或是taxol紫杉醇爲主的化學治療。

假如確定卵巢癌的話，手術必須確定切除骨盆腔淋巴的摘除、大網膜的摘除、腹水的檢

＊卵巢癌的術後

由於有相當多的復發機會，所以要按時接受骨盆腔檢查，包括內診、抽血、超音波

和電腦斷層的檢查，一旦有懷疑的話，就要做再度的剖腹探察、腹腔鏡探查或在超音波指引下做切片檢查。卵巢癌最常發現在五十歲以上的婦女，可能與遺傳、種族、生活習慣有關，假如家族史中有卵巢癌病史的人，就要相當注意；或是婦女只要觸摸得到的卵巢腫瘤，都要進一步的檢查，一般生育能力的婦女，有超過五公分或是五公分以下的腫瘤，且持續三個月未消退的話，都需要治療。目前使用超音波來診察卵巢癌相當準確，所以假如發現卵巢有病變的話，常規的超音波檢查是必須的，一旦發現有惡性的可能時，應該就要及早做治療，免得影響到生存率。近來對於卵巢癌的研究顯示，基因突變占了卵巢癌的一成左右，因此有家族史，又有突變基因存在的時候，可以考慮做預防性的卵巢切除，這可能是一更安全，避免發生卵巢癌的方式，畢竟二十一世紀是預防醫學的時代。

子宮頸原位癌

子宮頸癌的罹患率與死亡率在台灣均高居婦科癌症的首位，台灣一年約有二千八百例子宮頸癌的發生，也有將近一千人因爲子宮頸癌而死亡，事實上子宮頸癌是一種相當「仁慈」的癌症，因爲子宮頸癌的發生，很明顯的是因爲細胞的變性，而且經過幾年的衍變後才形成子宮頸癌，因此在這個轉變的過程中若能做適當的檢查及治療，婦女根本不需面臨子宮頸癌的危險。最好的檢查方式就是做子宮頸的抹片檢查，目前政府大力推動「6分鐘，護一生」的抹片檢查，希望台灣的婦女接受子宮頸抹片檢查的受檢率能從20％進而達到歐美國家的60％以上，這樣就可以避免子宮頸癌的危險，但在接受子宮頸癌的抹片檢查後，許多婦女卻深受困擾，她們不知道報告上所寫的到底是什麼意思？爲

什麼有發炎反應、子宮頸細胞病變，甚至懷疑有子宮頸癌？到底要如何去面對處理呢？

＊子宮頸原位癌是不是癌？

一般來講，子宮頸的細胞病變時，我們大約可以分成零期、一期、二期、三期及四期，由於第零期之子宮頸細胞的病變並未侵襲至基底層以下，因此它治療的結果相當好，與良性的其他病變並無兩樣，所以不歸類於子宮頸癌之內。但子宮頸原位癌卻是逐漸形成子宮頸癌的一大原因，根據統計，子宮頸原位癌約在三年左右就會逐漸形成侵襲性的子宮頸癌，所以子宮頸原位癌的治療有關鍵性的地位。爲了避免婦女的恐懼，對於第零期的子宮頸細胞變性，目前以子宮頸細胞嚴重變性來取代原來子宮頸原位癌的字眼。子宮頸細胞嚴重變性的診斷與治療是預防子宮頸癌最直接有效的方式，子宮頸細胞嚴重變性我們可以知道是子宮頸癌的前期，所以能做一妥善的治療，對於以後子宮頸癌的發生機率就可以降至最低。

＊子宮頸原位癌可以保守治療

由於大部分子宮頸細胞嚴重變性的患者都相當的年輕，平均年齡只有三十五・五歲，而且有許多人尚未完成家庭，所以對於這些年輕的婦女，在做手術治療的時候必須考慮保留他們的生育能力，目前最好的使用方式是利用子宮頸的圓錐狀切片，這種子宮頸電燒圓錐狀切片是一個相當簡單的治療方式，這種手術病人既不用住院也不必做特別的事前準備，可以用局部麻醉直接注射在子宮頸上，或利用輕微的鎮靜的方式手術，手術過程大約五分鐘就可以完成，這種手術可以依病灶的大小選擇不同形狀來做切割，因爲這種環狀電燒本身具備有切割及止血的功能，因此可以在短時間內將子宮頸做圓錐狀的切片，很少發生出血的現象，在手術後病人並沒有疼痛所以可以馬上回家，之後再回門診聽取病理檢查報告即可，所以這種方式已經成爲治療子宮頸細胞嚴重變性標準的治療方式，對於年輕想保留子宮的女性，又能按時就醫追蹤檢查者，這種子宮頸電擊環狀的切除已經成爲治療及診斷子宮頸細胞嚴重變性的重要方式，不過這種手術亦有其缺

點，就是常有因子宮頸閉鎖不全而發生中晚期流產的現象。

*子宮全切除也可行

對於有子宮頸細胞嚴重變性且圓錐切片邊緣仍有變性細胞者，子宮全切除是一勞永逸的方式，子宮全切除有幾種方式，包括開腹手術、由陰道做子宮切除手術，也有目前最先進的腹腔鏡的子宮全切除手術。對於一般年輕的婦女若是要由陰道行子宮全切除手術，因為其肌肉韌帶仍相當的強硬，因此若做無腹部傷口式的陰道切除手術，難免會因不容易執行而產生合併症。若是經開腹手術來完成，也需要一層層的打開腹部的皮膚、脂肪、肌肉，再行子宮切除，因為這種手術會經過皮膚肌肉等痛覺神經密部的地方，因此手術後會相當疼痛，相對的，經由陰道的子宮切除，它避開了神經密部的地區，所以術後的疼痛較開腹手術減輕了許多，但許多子宮頸細胞嚴重變性的人本身若有其他卵巢、輸卵管的病變存在，經由陰道手術就不容易執行而容易產生許多的合併症。而利用腹腔鏡來做手術的時候就可以改變這些狀況，因為腹腔鏡的幫忙下，我們可以有極大的視野，在相當

清楚的目視下，將陰道手術的盲點一一去除，例如在陰道子宮切除時難得看到卵巢、輸卵管，也很難切除這些器官，但在腹腔鏡手術中，切除這些有病變的組織便遊刃有餘，因此腹腔鏡手術避開了大血管止血的問題，也避開了器械不容易操作及可能沾粘的問題，使用腹腔鏡手術囊括了開腹手術及陰道手術的優點，而沒有這些手術的缺點，所以，子宮頸細胞嚴重變性者，很適合做腹腔頸子宮全切除手術。

＊子宮頸細胞病變的復發率

子宮頸細胞嚴重變性不論是做保守性的子宮頸圓錐狀切片或是做子宮全切除都仍然有復發的可能，有報告指出，子宮頸細胞嚴重變性的患者在做圓錐狀切片後，發現仍有四分之一左右還有殘餘病灶存在；且有六分之一仍等於子宮頸嚴重變性的病灶，因此做圓錐狀切片在第一年每隔三個月必須做子宮頸抹片；第二年每四到六個月應做抹片檢查；以後則每半年或一年再做抹片，也由於大部分的復發常在術後的前兩年發生，因此前兩年的定期檢查是相當重要的；至於做子宮全切除是否仍然會復發，根據一項統計發

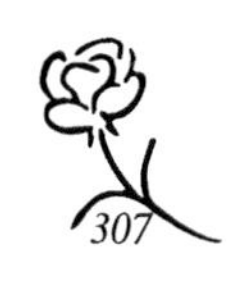

現，子宮全切除後陰道復發的可能性極低，約0.5～1％，因此無法定期接受追蹤檢查或子宮頸圓錐切片邊緣仍有病變的人，子宮全切除手術是較好的方式。

腹腔鏡手術對於移除部分陰道及子宮頸遠較傳統的開腹手術容易，因此有子宮頸細胞嚴重變性的人，若利用經腹腔鏡協助下陰道子宮全切除手術時，一般來講會不像經腹部做子宮全切除手術可能造成三分之一的婦女有子宮頸殘留的現象，因此經由腹腔鏡做子宮全切除手術時，會比傳統手術較少有子宮切除後陰道頂部的復發現象。根據長庚醫院近幾年來，將近百例的子宮頸原位癌的腹腔鏡手術，追蹤到目前並沒有一例發現手術後有子宮頸癌發生的現象，因此腹腔鏡子宮全切除手術對於治療子宮頸細胞嚴重變性是一個相當可行的方式。

＊妳值得信任的腹腔鏡手術

有很多人認為不將腹部打開直接目視會因為看不清楚而產生危險，其實這是多慮的，我們可以由職業棒球賽時在外野架設攝影機，而仍然可以看清楚捕手的手指向投手

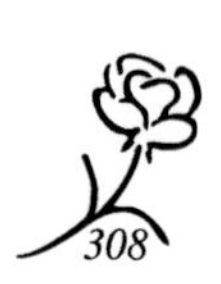

做暗號的情形得知，雙眼的能力是比不上精細的望遠鏡頭的，在內視鏡的影像系統下，腹腔內的微小血管看得相當清楚，造就了腹腔鏡顯微及精密手術的高能力，也就是腹腔鏡術後較少沾粘而不會引起腹痛的主要原因，有些人擔心小傷口不會將腫瘤拿乾淨，其實，子宮頸嚴重變性的婦女，最主要的病變細胞是在子宮頸的地方，我們在處理這些病灶時，可以將陰道的部分多切除一些，以避免在傳統手術時有子宮頸殘留在陰道的現象，因此腹腔鏡手術可以拿掉更多可能轉移的陰道組織，因此實際上不需要擔心小傷口是否能將腫瘤拿得乾淨，在腹腔鏡協助下經陰道做子宮全切除手術，是治療子宮頸細胞嚴重變性（子宮頸原位癌）相當好的選擇。

人類乳突病毒與子宮頸癌

子宮頸上皮細胞異常增生CIN（cervical intraepithelial neoplasia），因爲與子宮頸癌有相當密切的關係，因此抹片或切片檢查有相當的重要性。子宮頸抹片可以做這方面的偵測，早期偵測可以對子宮頸做保守且有效的治療方式。

CIN的成因與人類乳突病毒有關，尤其是人類乳突病毒的16、18、31、33，有這些病毒感染後會使細胞變化而產生子宮頸癌的可能，因此子宮頸上皮異常增生的患者要密切追蹤抹片與HPV病毒感染的檢查，一旦有更深入的變化，應接受仔細的治療。

子宮頸抹片系統現在採用Bethesda system，比較能夠正確的判斷細胞的異常，在Bethesda system中對細胞的異常可以分爲：（1）非典型鱗狀細胞（ASCUS）；（2）低度表皮

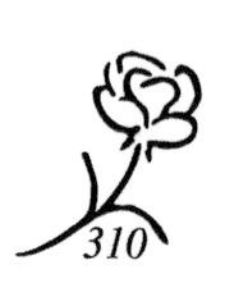

細胞病變（LSIL）；(3)高度表皮鱗狀細胞病變（HSIL），其中非典型鱗狀細胞的處理採用抹片追蹤的方式，或是陰道鏡下切片檢查；對於低度鱗狀細胞病變，則用陰道鏡下做子宮頸切片，若證實是CIN，則用追蹤的方式，若有更進一步的變化則需要做治療；在HSIL，包括CIN2、CIN3的變化可能要做完整的陰道鏡與切片檢查後，進一步的冷凍治療、圓錐狀切片或是電燒切片，這樣就可以將有病變的組織切除。

CIN的重要性在哪裡？因爲它與子宮頸癌有相當的關係，根據統計，一般而言從CIN1進入到CIN2約需要六年，CIN2到CIN3約需要三年，CIN3變成子宮頸癌約是一年的時間，所以從CIN1轉變成侵犯性的癌症大約十年左右，因此做適當的抹片檢查的話，對子宮頸癌應該有很好的預防效果。

●子宮頸癌

目前在台灣最常見的婦科癌症爲子宮頸癌、卵巢癌及子宮內膜癌，也是導致婦女死亡的最大殺手。婦女生殖器官所罹患的癌症因爲是循序漸進的，因此只要能定期檢查，大都能早期發現早期治療預後也都很好。先進國家因爲子宮頸抹片檢查的普及，因此子宮頸癌的發生率大幅的降低，已減低至十萬分之十以下，在台灣由於子宮頸抹片還未相當普及，因此罹患率仍高達十萬分之二十三左右，換句話說每年每十萬人中就有二十三位左右的人罹患子宮頸癌，也就是說婦女在七十歲前，大約每五十位婦女中有一位會得到子宮頸癌，雖然發生的年齡大致在四十五至五十五歲之間，不過任何年齡的婦女都有可能會罹患子宮頸癌。

*子宮頸癌的診斷方式

1.子宮頸抹片：醫師利用窺陰器將子宮頸暴露出來，再用棉棒、木棒或子宮頸刷棒採取子宮頸細胞分泌物，經過染色處理，找出是不是有不正常的細胞存在，一旦發現有不正常的細胞存在，就需要做進一步的檢查。

2.子宮頸切片檢查：利用子宮頸切片夾在病灶的地方做小部分的子宮頸切片，經染色後，在顯微鏡下檢查，提供組織學上子宮頸細胞正常與否的確定，所以子宮頸切片檢查是診斷上最重要的步驟。

3.陰道鏡檢查：利用光學影像放大十倍左右的顯微鏡檢查子宮頸，從上皮細胞血管發生變化外型的改變，檢查有沒有子宮頸細胞發生變性或是惡性的變化。

4.子宮頸圓錐狀切片檢查：對於懷疑可能有子宮頸細胞變性，尚無法確認或已知子宮頸癌，要確認子宮頸癌侵犯期數，或是簡單陰道鏡檢查無法得知報告時，就要做子宮頸圓錐狀切片以確定診斷。

*子宮頸癌的期數

子宮頸癌依臨床的發現可以分成四期，第一期表示子宮頸細胞仍侷限在子宮頸上；第二期表示癌症已經擴散到陰道或子宮兩旁的結締組織，但是未波及骨盆腔；第三期是癌細胞已經擴散到陰道下部或骨盆腔側壁；第四期則表示癌細胞已擴散到膀胱、直腸或有癌細胞轉移。目前在病理學上分得更細，第一期又分爲IA1期、IIA2期，IB1期及IB2期、不過這需要專業病理上的組織切片才能知道。

*子宮頸癌治療方式

第一期早期可以做子宮頸圓錐狀切片或是子宮全切除即可；第一期下期與第二期上期可以做根除性的子宮切除手術以及將子宮及陰道上三分之一、子宮兩旁結締組織、膀胱旁、陰道旁、骨盆腔淋巴結全部摘除；第二期下期與第三期、第四期屬於晚期一般大

致用放射線或化學治療；對於放射線治療及復發的病人要考慮的是骨盆腔的摘除，包括前骨盆腔臟器摘除，即膀胱、子宮的根除手術；後骨盆腔臟器摘除，如直腸、子宮，嚴重的案例需做全摘除，則包括膀胱、直腸、子宮及旁邊附屬組織的摘除，再做人工膀胱及大腸的吻合手術。

＊子宮頸癌的預後

子宮頸癌仍占女性癌症的第一名，早期發現治療可以讓死亡率降低，第一期的患者五年存活率可以達到80～95％；第二期上期的存活可以達到75％；第三期晚期的治療大概20～50％的治癒率；若到第四期則只剩下10％，因此早期發現對子宮頸癌是相當重要的，目前子宮頸抹片對子宮頸癌的偵測是非常有效的治療方式，若有子宮頸抹片不正常的患者，宜再追加做人類乳突病毒感染的篩檢，以釐清是否屬於高危險的子宮頸癌發生者。

◉子宮頸癌保守手術治療

年輕的婦女罹患子宮頸癌傳統上需做子宮頸癌根除手術，將子宮切除同時也喪失了生育的能力。最近我們（李奇龍、賴瓊慧及黃寬仁研究團隊）研發出世界首創的腹腔鏡子宮頸癌部分根除手術，利用內視鏡做子宮頸部分的根除手術，保留了子宮體也保留了婦女懷孕的機會。

子宮頸癌是一個相當常見的婦女疾病，在台灣每年約有二千八百位婦女罹患，也有將近三百位患者因爲罹患子宮頸癌而過世。子宮頸癌傳統上是需要經由放射性治療或是利用手術方式，做子宮頸癌處理，雖然外科子宮根除手術的罹病率及死亡率較放射性治療好，但是這兩種方式都會造成女性喪失生育的能力，對於想要保有生育能力的年輕婦

女，子宮頸部分根除手術可能是一種相當好的選擇方式，因爲這種手術方式可以讓婦女保留受孕的機會。我們利用腹腔鏡手術的方式對兩位患者做子宮頸部分根除手術，效果相當不錯，此手術可以保留子宮血管以備以後懷孕之需，而且可以更精確的做輸尿管的分離及陰道部分切除，病人可以相當快的恢復，更重要的是對於想要保有生育能力的婦女，此法保留了生育的能力，所以子宮頸部分根除手術是一個相當好的方式。

對於年輕而想要保留生育能力的子宮頸癌病人，Dr. Smith在一九九七年提到保留的方式，只需要將子宮頸切除，不切除子宮的卵巢、輸卵管，所以手術方式是利用局部切除的方式，既可以達到根除手術的目的，也保留子宮。我們做子宮頸癌的根除手術已達一百多例，是世界上最大的子宮頸癌手術中心之一，在這個經驗的延伸下，做子宮頸癌的子宮頸部分根除手術，這個手術的好處就是避免以往傳統手術上做開腹手術，及開腹手術中需要將子宮動脈切開後，等子宮頸切除後再重新請心臟血管醫師做再接合的手術，這樣的手術方式非常冗長、浪費時間，又有接合不良的問題，而腹腔鏡手術本身是利用一公分腹腔鏡進入小的空間中，用相當長的機械做子宮動脈的分離，因此在極小的空間下，對於血管的暴露也都變成可能，不需要像傳統手術需將子宮動脈切開後再做接

合手術，簡化了手術步驟，而且腹腔鏡手術時在輸尿管導管的指引之下做輸尿管的分離也變得相當簡單，另外，也可以依照腫瘤的面積，由陰道做適當的子宮頸旁及陰道切除手術，目前幾位施行此手術的病人情況均正常，我們已決定讓病人準備懷孕。我相信此手術之後的懷孕也有相當成功的機會，而在世界上文獻報告中並沒有單純用腹腔鏡的手術方式做子宮頸癌的子宮頸部分根除手術，因此這種手術將內視鏡及婦癌手術技術再向前推進了一大步，此手術對年輕想懷孕的婦女是一項很大的福音。

妳可以更健康——正確治療婦女疾病　　元氣系列 15

作　　者／李奇龍
出 版 者／生智文化事業有限公司
發 行 人／葉忠賢
執行編輯／范湘渝
登 記 證／局版北市業字第677號
地　　址／台北縣深坑鄉北深路3段260號8樓
電　　話／(02)8662-6826
傳　　真／(02)2664-7633
網　　址／http://www.ycrc.com.tw
郵政劃撥／14534976
戶　　名／揚智文化事業股份有限公司
印　　刷／科樂印刷事業股份有限公司
法律顧問／北辰著作權事務所　蕭雄淋律師
初版二刷／2010年1月
定　　價／新台幣300元
ISBN／957-818-239-2

本書如有缺頁、破損、裝訂錯誤，請寄回更換。

國家圖書館出版品預行編目資料

妳可以更健康：正確治療婦女疾病 ／李奇龍著. --
- 初版. -- 台北市：生智，2001 [民 90]
面； 公分. -- （元氣系列；15）

ISBN 957-818-239-2（平裝）

1. 婦科

417.1 89019995